지금 당장 시작하는
틈새운동

지금 당장 시작하는
틈새운동

조가비 지음

엄마가 행복해야 가정이 행복하다
몸이 건강하면 마음도 건강하다

몸과
마음의 선순환,
엄마들의
입체적 관리

운동할
시간도 돈도
없는 엄마들의
필독서

지금
당장 하면 되는
초간단 운동
안내서

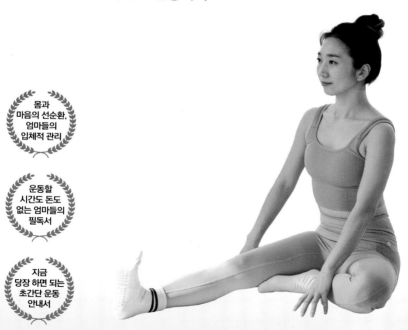

두드림미디어

일러두기

이 책에 큐알코드로 연결된 동영상은 해당 페이지의 제목과 반드시 같지는 않음을 알려드립니다. 또한, 다른 동작과 함께 촬영된 긴 동영상일 수 있으며, 다른 페이지의 동영상과 중복으로 게재된 것도 있습니다.

저자의 유튜브 채널을 방문하시면 보다 많은 운동 동영상을 시청하실 수 있습니다.

엄마들에게 전하고 싶은 마음

'엄마가 행복해야 가정이 행복하다.'

요가강사로서의 슬로건이자, 제가 감명 깊게 읽은 책의 제목이기도 합니다.

결혼 전 가르치던 요가라는 운동의 방향과 목적은 출산 후에 완전히 달라졌습니다. '요가'라는 도구만 같을 뿐이었습니다. 수많은 경험 후 쌓인 데이터를 살펴보니 그 중심에는 엄마의 행복이 자리 잡고 있었고, 균형잡힌 삶과 매우 밀접한 관계가 있었습니다. 이것은 몸과 마음의 선순환이 얼마나 중요한지 말해주는 것이었습니다.

· 아이 키우는 일과 내가 하는 일과의 균형
· 아이와의 관계와 남편과의 관계의 균형
· 일과 쉼의 균형
· 집안의 일과 집 밖의 일의 균형

삶의 부분들이 균형을 이루어 전체가 유유자적(悠悠自適)하게 흐를 때와 한 부분이 삐걱거려 다른 부분들이 같이 흔들리면서 균형이 깨질 때.

이 두 경우 중 나 스스로 몸과 마음을 컨트롤 할 수 있는 때는 바로 전자의 경우일 것입니다. 이것은 너무도 당연한 이치입니다. 누구나 다 알고 있는 사실입니다.

그러나 전자의 경우처럼 균형 있게 말 그대로 '잘' 살고 있는 사람은 얼마나 될까요?

아니, 잘 못살더라도 극복을 하고 또 넘어져도 또다시 극복하며 균형 있는 삶을 살기 위해 노력하는 사람은 몇이나 될까요?

누구나 다 알고 있는 이 당연한 균형이 깨지면 처음에는 두통이나 소화불량 등으로 신호가 오기 시작합니다. 사람마다 다르지만 중요한 것은, 처음에는 가볍게 신호가 온다는 것입니다. 그러다가 불면증, 무기력, 의지박약, 낮은 자존감, 대인기피, 거식, 폭식, 우울⋯. 이렇게 몸의 반응이 마음의 반응으로 이어져서 스스로 극복하기에는 어려운, 어느덧 높디높은 산 앞에 턱 하니 서 있게 되더라는 것입니다.

엄마들과 요가를 통해 소통하면서 엄마의 하루의 균형을 깨뜨리는 가장 흔한 경우는 관계라는 것을 깨달았습니다.

- **아이와의 관계** : 아이를 돌보는 일은 끝도 없고, 몸도 마음도 지치기 쉬운 육아맘의 일상은 말할 것도 없습니다.
- **남편과의 관계** : 큰아들이라는 단어가 딱 들어맞게 내 마음에

드는 구석이 하나도 없는 남편이라는 인간과 살을 비비며 살아야 하는 일상 또한 말할 것도 없습니다. 아이를 낳고 난 후 호르몬의 변화는 남편과의 관계가 돈독해지는 것을 방해하기 때문에 더 어려운 시기이기도 합니다.

· **동료와의 관계** : 집안에서도 힘든 존재들이 많은데 직장에서까지 나와 안 맞는 인간들과의 관계는 정말 버거움 그 자체입니다.

이 밖에도 시댁 관계, 옆집 윗집 아랫집과의 관계, 우리 아이 친구 엄마와의 관계 등등 관계에서 오는 삐걱거림이 시작되어 마음의 반응까지 이어지게 됩니다. 그래서 결국은 폭식, 음주, 야식 등 먹는 것으로 해소한다는 것이 중요한 포인트입니다.

가장 안타까운 것은 같은 엄마로서 엄마들을 힘들게 하는 요소를 너무나도 공감하지만, 엄마들이 해소하는 방식 아니, 해소조차도 하지 못하고 지쳐 쓰러져서 살아가는 엄마들의 모습이었습니다.

균형은 누구나 깨질 수 있습니다.

그리고 균형이 깨지면 다시금 일어나는 것의 반복이 어쩌면 인생이라고 생각합니다. 그러나 깨진 것을 회복하는 것이 중요한 것입니다. 다시 살아내야 합니다.

엄마니까 더욱더 살아야 한다는 것! 엄마가 행복해야 가정이 행복하다는 사실!

이것이 본질입니다.

저는 엄마들에게 회복하는 방법을 알려드리고 싶었습니다. 폭식, 음주, 야식이 아닌 건강한 방법이 있다고 알려드리고 싶었습니다.

저도 남편이 못마땅하고 애들한테 소리 지르다가 자괴감에 빠지는 똑같은 엄마입니다. 그렇지만 운동을 조금 더 아니까, 운동으로 회복해봤으니까 방법이 분명히 있다고, 방법이 따로 있다고 알려드리고 싶었습니다. 그래서 같은 50분의 요가수업 시간이지만 굳이 센터에 나가지 않아도 집에서 살림하며, 아이들이랑 놀며, 직장에 오래 앉아 있으며 할 수 있는 틈새운동이 있음을 실질적으로 알려드리기 시작했습니다.

요가를 기초로 하는 동작이면서 제 경험에서 파생된 동작들이었기 때문에 엄마들에게 최적화된 동작들입니다. 결국 '이렇게라도 안 하면 안 된다'라는 마음으로 많은 엄마가 몸 관리를 하기 시작했습니다. 그리고 마음 관리는 당연히 덤으로 되었답니다.

그렇다고 아이한테 화를 안 내는 엄마로 바뀌었을까요?

남편에게 바로 콧소리를 내며 고기반찬을 내주었을까요?

절대로 그렇지만은 않습니다.

지금 당장 시작하는 틈새운동

다만, 마음의 여유가 생겼다는 것. 이것이 가장 큰 변화입니다.

다섯 번 소리 지를 것이 두 번으로 줄었고, 세 번 잔소리할 것을 줄여서 예쁜 말을 한마디 할 수 있는 마음의 여유가 생겼습니다.

스스로 마음을 컨트롤할 수 있게 되었다는 사실. 더 나아가 폭식으로 이어지지 않게 내가 미리 예방할 수 있는 여유가 생겼다는 것. 이것이 제가 엄마들과 하는 요가 아니, 엄마운동의 효능과, 효과입니다.

엄마는 엄마가 압니다.

엄마 몸도 엄마가 알고, 엄마 마음도 엄마가 압니다.

설거지할 때, 다리가 서 있도록 가만히 두지 않으면 됩니다. 텔레비전을 볼 때, 소파에 누워 있지 않고 알려드린 자세로 보시면 됩니다. 식탁이나 책상에 앉았을 때 앉아 있는 법이 따로 있습니다. 이 책에서 이렇게 일상에서 지금 바로 실천할 수 있는 솔루션을 드립니다. 육아, 살림, 일, 외출 등 일상 구석구석에서 이 책을 옆구리에 끼고 그때그때 실천해주시기 바랍니다.

아이 때문에 눈물이 나고, 남편 때문에 짜증이 나지만 이런 현실을 마주하는 틈새 속에서 지금 내 마음을 살피고 내 몸을 가꿔야 합니다. 그런 컨디션을 만들기 위해 지금 바로 실행할 솔루션을 알려주는 교과서가 이 책이 되길 바랍니다.

조가비

Part 03 서서 하는 운동 31가지

Part 04 누워서 하는 운동 23가지

Part 05 아이와 함께 하는 운동 15가지

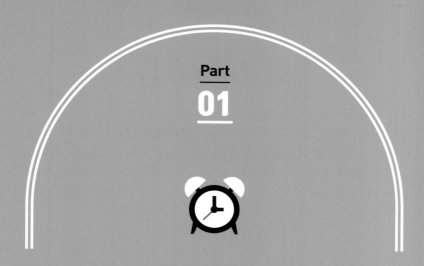

운동 전 이 부분을
체크하세요

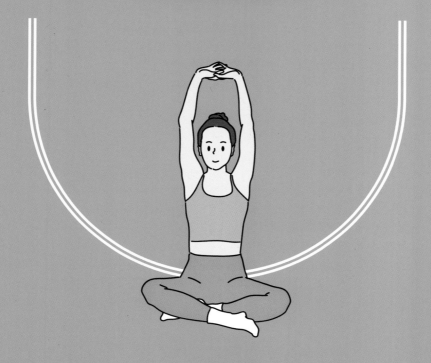

01
TO DO LIST 하루 투두 리스트

하루 중 8살과 5살 아들을 키우는 일 80%, 강의 및 코칭 등의 일 20%를 사는 가비쌤의 하루 루틴을 공유합니다. 중요한 것은 스케줄이 아닌 아침, 점심, 저녁마다 무조건 지키고 있는 필수, 투두 리스트(TO DO LIST)입니다. 여러분들께서도 가비쌤 투두 리스트를 참고하셔서 일상에서 가능한 것은 반드시 실행해보시길 강추합니다. 이것은 단순히 건강을 위해서 실천하는 리스트가 아닙니다. 모두가 원하는 다이어트의 지름길일 뿐만 아니라 건강한 노후를 대비하는 습관이고, 나와 가정을 위한 사명의 본질이라는 것을 잊지 마시기 바랍니다.

아침 투두 리스트
1. 공복에 음양탕을 꼭 마신다.
2. 기지개 → 변기에 앉아서 스트레칭 →
   의자 스트레칭을 무조건 한다.

점심 투두 리스트
1. 많이 움직인다.
   (예) 8층 집까지 계단 이용,
        지하철 탈 때 계단 이용
2. 먹고 싶은 음식을 먹는다.
3. 외출 시, 간식과 텀블러를 가지고 다닌다.

1	05.00 - 06.00	기상.기도.긍정확언
2	06.00 - 07.00	홈트.식사준비
3	07.00 - 09.00	아이들 등교
4	09.00 - 12.00	오전 일정
5	12.00 - 14.00	식사및이동
6	14.00 - 16.00	첫째와의 시간
7	16.00 - 17.00	둘째 하원 후 놀기
8	17.00 - 18.30	식사준비 및 식사
9	18.30 - 20.00	정리.놀기.씻기
10	20.00 - 21.30	잘 준비 및 취침

저녁 투두 리스트
1. 저녁 식사를 6시에, 늦어도 7시 전에 먹는다.
2. 최소 7시간 잔다. 보통 밤 9~10시에 잔다.
3. 저녁 식사 3~4시간 후에 잔다.

지금 당장 시작하는 틈새운동

선순환 핵심 3

마음+식단+운동

모든 여성의 네버엔딩 스토리, 다이어트. 그런데 엄마들, 특히 영유아를 키우는 육아맘과 워킹맘은 다이어트 방법이 따로 있다는 것을 아시나요?

앞서 말씀드린 바와 같이 이 책은 내 삶에 깨진 균형을 회복해야 하지만, 여건이 어려운 엄마들이 지금 당장 실천할 수 있는 솔루션이 담긴 책이라고 소개해드렸습니다. 그리고 이것이 곧 다이어트의 시작이자 지름길이라는 것도 더불어 알려드리고자 합니다.

몸이 건강하면 마음도 건강하고 마음이 건강하면 몸도 건강해집니다. 이렇게 몸과 마음은 유기적으로 연결되어 있기 때문에 다이어트뿐만 아니라 몸을 관리할 때는 마음도 관리해야 선순환이 되면서 효과가 있습니다. 그래서 선순환의 핵심 중 하나는 바로 마음 관리입니다.

그렇다면 마음 관리를 하는 방법은 무엇일까요? 이 답의 키워드는 스트레스 관리입니다.

스트레스는 우리가 피할 수 없는 친구입니다. 좋은 스트레스가 있고 나쁜 스트레스가 있는데 특히 나쁜 스트레스가 나에게 찾아오면 이를 해결하려는 의지와 방법이 중요한 것이지 스트레스를 받는다는 사실은 중요하지 않습니다. 그리고 나만의 스트레스 해소법으로 해소하며 살아가는 것이 건강한 삶이자 우리가 원하는 건강한 다이어트의 지름길이라는 것을 인지해야 합니다.

이제부터 나눌 운동과 식단 그리고 마음 관리!

이렇게 3개의 선순환 핵심은 오랜 시간 많은 엄마의 마음을 터치해주었던 부분들입니다. 코로나19가 시작되면서 제가 오프라인 요가수업을

할 수 없었을 때, 온라인 다이어트 프로젝트로 전향하게 되었습니다. 이때, 다이어트를 위한 운동만을 제시하지 않고 마음 회복을 목적으로 여러 미션을 동시 진행했던 결과 엄마들에게 반응이 좋았고, 효과가 있었던 것들입니다. 진부하게 느껴질지도 모르지만 무조건 해야 하는 리스트입니다. 하면 무조건 좋은 것이기 때문에 당연히 해야 한다는 생각을 가지시고 꼭 실천하셔야 합니다.

먼저, 선순환 핵심 3을 실천하기 전에 나에 대해 알아보는 시간을 가지시길 바랍니다.

- ☑ 나의 주된 스트레스 원인은 무엇인가?
- ☑ 나의 스트레스 해소법은 무엇인가?
- ☑ 나의 나쁜 식습관은 무엇인가?
- ☑ 소화가 안 되거나 먹지 말아야 할 음식은 무엇인가?
- ☑ 나는 자기 직전에 무엇을 하는가?
- ☑ 잠을 잘 자려면 바꿔야 할 패턴은 무엇인가?
- ☑ 내가 좋아하는 운동 스타일과 싫어하는 운동 스타일은 무엇인가?
- ☑ 나는 틈틈이 움직일 마음의 준비가 되었는가?

이제부터 마음 관리 3가지, 식단 관리 및 레시피, 운동 98가지가 펼쳐질 것입니다. 100가지 넘는 이 모든 것이 여러분의 것이 될 수는 없습니다. 성향, 환경, 컨디션 등 모든 것이 다르기 때문이지요.

그러므로 먼저 앞의 8가지 체크 사항으로 나 자신을 파악하신 후에 나의 루틴을 만드시길 추천합니다. 루틴은 평일 루틴/주말 루틴도 좋고, 업무 스케줄에 따라 짜셔도 좋습니다. 중요한 것은 나쁜 스트레스를 받지 않고 매일 실천하자는 것입니다. 조금씩 매일 하는 운동이 더 효과가 있고 조금씩 매일 먹는 과자가 더 큰 영향을 줍니다. 조금씩 매일! 이 꾸준함의 힘은 어마어마합니다. 그러므로 하나둘씩 실천해보고 청신호가 느껴지면 나의 루틴으로 데리고 와서 나의 것으로 만들어야 합니다. 건강한 루틴, 몸과 마음이 선순환되는 루틴으로 여러분의 삶이 개선되길 기대합니다.

마음 관리

1. 긍정확언 쓰기 : 하루를 시작할 때

하루를 시작하는 아침에 어떤 감정으로 하루를 시작하느냐가 매우 중요합니다. 첫 단추를 잘 끼우는 것이 중요한 것처럼 말입니다.

긍정의 기운이 담긴 말을 노트하거나 밖으로 내뱉거나 기도를 하거나 명상을 하는 것을 추천합니다.

- 오늘도 기쁘고 즐거운 하루가 시작되었다.
- 어떠한 고통이라도 이 또한 지나갈 것이며, 나는 이 경험을 통해 성장하고 배울 것이다.
- 나는 내 꿈을 이루기에 충분한 자질을 갖추고 있으며 충분히 똑똑하고, 충분히 건강하고 충분히 용기 있다.
- 나는 날마다 모든 면에서 더 좋아지고 있다.
- 나는 무엇이든지 끈기를 가지고 끝까지 해낼 수 있다.

– 켈리 최의 긍정확언,《100일 아침 습관의 기적》중에서

아침에 외친 긍정확언이 생각이 안 날 때나 마음이 또다시 버거울 때는 오늘 아침에 썼던 긍정확언을 찾아서 다시 읽거나 그 자리에서 기도하는 등 나의 마음을 리프레쉬해줄 나만의 도구를 찾으시라고 말씀드립니다. 중요한 것은 하루의 시작을 긍정적으로 시작해야 한다는 것입니다.

2. 감사노트 쓰기 : 하루를 마무리할 때

시작만큼 중요한 것이 마무리입니다. 공연에서는 커튼콜, 영화에서는 엔딩 크레딧이 중요한 것처럼, 하루를 우울하게 시작했을지라도 마무리가 좋으면 단잠도 잘 수 있고 몸과 마음의 릴렉스가 절로 됩니다. 하루를 잘 마무리할 수 있게 도와주는 것이 일기 또는 감사했던 오늘의 이슈들을 적는 것입니다. 적게는 3개에서 많게는 5개 정도가 적당합니다. 써내려가면서 머릿속을 정리하고 감정을 다스리며 하루의 문을 닫아보시기 바랍니다. 내일을 조금 더 자세히 계획할 수 있고 계획을 하다 보면 의욕이 생기고 목표가 생기게 됩니다. 이것은 곧 감정의 선순환이 되도

록 돕는 것이며 신체가 릴렉스 되도록 영향을 주어 선순환이 일어날 수 밖에 없다는 것을 잊지 마시기 바랍니다.

1. 엄마가 건강히 살아계심에 감사 2. 우리 가족의 존재 자체가 감사 3. 명절에 우리끼리 편하고 즐겁게 　　보내게 하심 감사 4. 끝까지 결과가 나올 때까지 믿고 　　나 아감에 감사 5. 건강한 수오, 수안이 존재 자체가 감사 6. 남편 건강히 옆에 있음에 감사	1. 매일 알차게 살게 하심 감사 2. 하나님 말씀 안에 거하며 살도록 　　인도하심 감사 3. 깨어 있으려고 노력하는 맘 주심 　　감사 4. 그저 감사 5. 그럼에도 불구하고 감사 6. 그래서 감사 … ㅠㅠ
1. 많은 일들 중 오늘 할 일을 잘 정리해 　　서 마침에 감사 2. 우리를 위해 열심히 일하는 남편 　　존재가 감사 3. 큰 아이의 마음을 먼저 공감한 후 　　잘 못한 건 바로 잡아주는 여유가 　　있었음에 감사 4. 나를 필요로 하는 사람이 있음에 감사 5. 누군가에게 도움이 되는 사람이라고 　　느낀 오늘, 참 감사	1. 남편과 옛날로 돌아간 것 같아서 　　감격 감사 2. 친구 확진임에도 수오 건강에 감사 3. 맘더비기닝 좋은 출발 감사 4. 평범한 하루가 그저 감사 5. 수오의 성장에 감사

3. 스마트폰 없이 일찍 자기(취침 직전에)

　수면시간이 짧거나 수면의 질이 안 좋은 경우, 한마디로 잠을 잘 자지 못한 날, 여러분들 컨디션과 기분은 어떠신가요? 이 부분에서는 많은 분이 공감하실 것입니다. 수면시간은 평균 7시간은 되어야 한다고 합니다. 그리고 자기 전까지 스마트폰을 보게 되면 뇌의 작용으로 인해 더욱더 피로감을 느끼게 된다고 합니다. 저는 요가로 만나는 엄마들에게 무조건 11시 전에는 주무시고 7시간을 주무시라고 말씀드립니다. 양질의 수면은 정신 건강뿐만 아니라 다이어트에도 효과적입니다. 더불어 스마트폰 없이 취침에 들어가는 것, 이것은 현대인인 우리에게 꼭 필요한 리스트임을 잊지 마시기 바랍니다. 스마트폰 없이 일찍 자는 것은 당장 오늘 밤부터 실천해보시길 바랍니다.

식단 관리

장 속에는 면역세포들이 있는데 이것들은 몸 전체의 가장 큰 부분을 차지하는 면역체계입니다. 장에는 100조 개의 미생물들이 살고 있고 장과의 상호작용을 통해서 정서와 행동뿐만이 아니라 면역력에도 영향을 주기 때문에 잘 먹고 소화를 잘 시키는 것은 우리가 생각하는 것보다 더 큰 범위의 일이라고 할 수 있습니다.

따라서 가공이 되지 않은 음식, 최대한 재료 그대로를 먹고 제철에 나는 음식을 먹을 수 있는 것이 건강에 가장 좋습니다. 또한, 공복에 관해서는 간헐적 단식을 이야기하지 않을 수 없는데 간헐적 단식이라고 누구에게나 효과가 있는 것은 아닙니다. 당이 있으신 분들에게는 특히 위험하고, 공복 시간에 따라서 강도의 차이도 있으므로 나에게 어떤 방법이 맞는지 파악이 된 분들만 간헐적 단식을 하시라고 말씀드리고 싶습니다. 결론적으로 여러분들이 알고 계시는 것처럼 균형 잡힌 식사를 하되, 중요한 몇 가지만 짚고 넘어가겠습니다.

1. 마지막 식사 시간 4시간 후에 취침하기
2. 하루 한 끼는 채소 가득, 밀가루 없이 먹기
3. 조금씩 자주 먹기(4시간마다 식사, 2시간마다 간단한 간식)
4. 저녁은 늦어도 6시에 먹기
5. 칼로리 계산하지 않기

이 5가지를 참고하셔서 현재 나의 스케줄로 가능한 것들은 바로 실천하시고, 가능하도록 만들 수 있는 것은 체크하셔서 시간 조율을 해보시기 바랍니다. 또한, 4시간, 2시간, 6시. 이런 숫자에 연연하지 마십시오. 계속 언급했듯이 숫자는 참고만 하시고, 나의 스케줄과 성향에 맞게 개선 가능한 방향을 찾으시면 되는 것입니다.

초간단 레시피

1. 양파계란볶음

① 달궈진 팬에 올리브유를 두른다.

② 약한 불에 채 썬 양파를 볶는다.

③ 미리 풀어둔 계란을 볶은 양파 위에 붓는다.

④ 젓가락으로 살살 뒤집으며 익힌다.

⑤ 입맛에 맞게 소금, 후추를 가감한다.

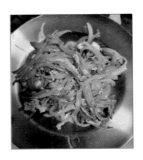

2. 양배추계란전

① 양배추를 미리 채를 썰어 식초 한 방울 떨어뜨린 물에 담가둔다(양배추에는 농약이 많이 묻어 있어서 미리 세척해서 소분해두면 매우 편리하다).

② 약 5분 후, 흐르는 물에 씻은 양배추의 물기를 최대한 뺀다.

③ 계란 두 개를 풀고 양배추 두세 주먹을 넣어서 계란물이 입혀지도록 섞는다.

④ 달궈진 팬에 올리브유를 두르고 계란물을 입은 양배추를 펼친다.

⑤ 뚜껑을 덮고 약불로 약 10분 정도 익힌 후 뒤집어서 불을 끄고 뚜껑을 덮는다(온기로 익는다).

· 이때, 소금과 후추로 입맛에 맞게 가감한다.

· 치즈를 올려놓아도 맛이 좋다.

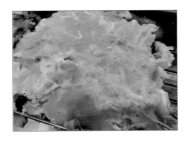

3. 오이, 양배추 요리

① 오이 2개를 먹기 좋은 크기로 썬다.

② 양배추 1/4통을 오이 크기로 썬다.

③ 한 통에 양배추와 오이를 담고 소금 한 스푼을 뿌려 골고루 섞어준다.

④ 반으로 썬 방울토마토도 넣어서 후추를 뿌리고 골고루 섞어준다.

⑤ 물에 식초 반 큰술을 넣고 물이 살짝 끓으면 노른자를 터뜨리지 않은 계란을 넣는다.

⑥ 계란이 익자마자 찬물에 넣었다가 뺀다(수란 만들기).

⑦ 수란과 오이, 양배추, 방울토마토를 한 접시에 담아서 수란을 터뜨려 함께 먹는다.

　　· 양념 된 남은 채소는 밀폐용기에 3일 정도 보관할 수 있다.

4. 로제두부

① 두부를 잘게 썰고 물기를 최대한 빼준다.

② 달궈진 팬에 올리브유를 두른 후 약불에 두부를 넣는다.

③ 살살 볶은 두부에 로제 소스를 넣는다.

④ 입맛에 맞게 물을 넣어 간을 조절한다.

⑤ 계란을 풀어서 같이 볶는다.

⑥ 치즈를 좋아한다면 치즈를 넣고 불을 끄고 뚜껑을 덮어 약 5분간 익힌다.

5. 해독수프

① 마늘 한 컵을 얇게 슬라이스를 해서 대강 다진다(마늘을 으깨거나 다지면 항암 효과 증가).

② 양파도 얇게 썰어 팬에 마늘과 양파, 소금 두 꼬집, 올리브유 2큰술을 넣고 볶는다.

③ 팬이 가열되면 바로 약불로 줄여서 볶는다.

④ 뚜껑을 덮고 약 10분간 익힌다.

⑤ 방울토마토는 4조각으로 자른다.

⑥ 10분 후, 썰어놓은 토마토를 넣고 양파, 마늘과 잘 섞는다.

⑦ 뚜껑을 덮고 약 5분간 약불에서 익힌다.

⑧ 5분 후, 바질가루 2/3 작은술, 타임가루 1/2 작은술(선택), 고춧가루 1작은술, 크러쉬드 레드페퍼 1/2 작은술(선택), 월계수 잎 2장을 넣고 잘 섞는다.

⑨ 10분간 뚜껑을 닫고 끓인다.

⑩ 애호박, 새송이버섯을 깍뚝썰기로 자르고 당근은 가늘게 채를 썬 후 먹기 좋은 길이로 자른다.

⑪ 10분 후에 썰어놓은 재료를 모두 넣어서 소금 약간, 참치액 1큰술, 간장 2/3 큰술로 간을 맞춘다.

⑫ 골고루 섞은 다음 15분간 뚜껑을 닫고 끓이면 완성!

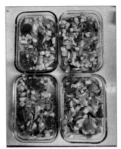 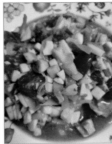 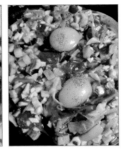

운동

이제부터는 몸 관리로서 98가지의 운동이 소개됩니다.

Part 02. 앉아서 하는 운동 29가지
Part 03. 서서 하는 운동 31가지
Part 04. 누워서 하는 운동 23가지
Part 05. 아이와 함께 하는 운동 15가지

이렇게 4개의 파트로 나누었습니다.

누구나 다 아는 쉬운 동작이지만 알기만 하고 움직이지는 않는 것이 우리들의 모습입니다. 따라서 이 동작을 '지금 당장, 내가 있는 공간 이곳에서, 내 상황에 맞게 할 수 있다! 바로 하자!'는 것이 가비쌤의 생각입니다.

☑ 운동을 대하는 자세 TIP 3

1. NO 스트레스

횟수, 자세 완성도는 처음부터 중요하지 않습니다. 이 책을 만난 지금부터는 이 시간에 계신 그 자리에서 편하게 틈틈이 움직이시면 됩니다. 이것이 습관이 되면 횟수도 늘려보고 자세도 욕심을 내보는 것입니다. 편하게 하시면 됩니다, 한다는 것 자체가 이미 큰 발전입니다.

2. 내 몸 상태 파악

목, 어깨, 허리, 무릎 안 좋으신 분들이 많습니다. 특히 허리와 무릎이 안 좋으신 분들은 운동마다 가능 여부를 체크해두었으니 참고해주시기 바랍니다. 시도는 해보십시오. 그러나 다음날, 그 이튿날까지도 통증이 느껴지면 그 운동은 하지 않습니다.

3. 습관

헬스장에 가서 하려고 마음먹지 마십시오. 그럴만한 운동이 아닙니다. 지금 당장 할 수 있는 아주 간단한 운동들로만 엮어졌습니다. 미루지 말고 지금 그 상황에서 서너 번만 움직여보시면 그것이 습관이 될 것입니다. 몸은 정직합니다. 습관이 될 때까지 움직입시다.

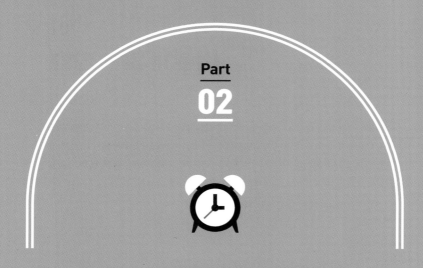

앉아서 하는 운동
29가지

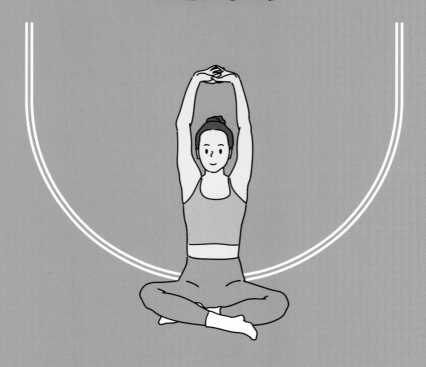

난이도 ★☆☆

바르게 앉는 방법

바닥, 소파, 의자, 대중교통 이용 시, 앉을 때마다 이 자세를 꼭 기억해야 합니다. 다리를 꼬거나 허리를 구부정하게 굽히고 앉았던 지금까지의 나쁜 습관은 버리고 이제부터는 바르게 앉는 습관을 길들여 주셔야 합니다. 바르게 앉으면서 느껴지는 복부와 허리, 어깨, 목의 느낌을 늘 기억해두시고 앉을 때마다 이 느낌을 체크하면 효과가 뛰어납니다.

📍 추천장소
바닥, 소파, 의자, 버스 지하철 의자 등 대중교통 이용 시

🕐 추천시간대
앉을 때마다

↻ 운동횟수
계속 유지하다가 흐트러지면 또 다시 정렬하며 최대한 유지

📊 효능효과
① 척추기립근이 올바르게 정렬됩니다.
② 거북목, 일자목 등 목 컨디션 회복에 도움이 됩니다.
③ 불균형된 골반 회복에 도움이 됩니다.
④ 복부에 힘을 줄 수 있는 계기가 됩니다.

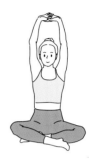

  🗣 복부에 힘을 어떻게 주는 건가요?

① 바른 자세로 앉을 때, 자연스럽게 배에 힘이 들어가는 느낌을 찾아봅니다.

② ① 느낌에서 아랫배를 살짝 홀쭉하게 당겨줍니다.

③ ①, ②를 반복합니다.

⚠ 주의사항

① 어깨에 힘이 들어가지 않도록 합니다.

② 앉을 땐 무조건 '이렇게!'라는 각오로 앉는 방법을 숙지합니다.

③ 나도 모르게 다리가 벌어지면, 또 붙여주시면 됩니다.

④ 처음에는 매우 불편하고 성가십니다. 그러나 앉는 자세는 기본이자 매우 중요하기 때문에 자세가 흐트러져도 괜찮으니 다시 정렬, 또 정렬의 과정을 반복합니다.

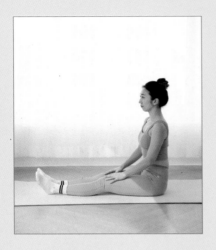

① 바닥에 앉을 때는, 다리를 뻗고 허리를 세워서 앉습니다.

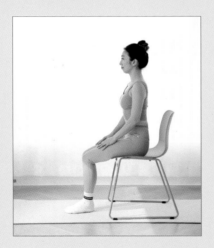

② 의자에 앉을 때는, 다리를 붙이고 허리를 세워서 앉습니다.

지금 당장 시작하는 틈새운동

잘못된 자세 ①

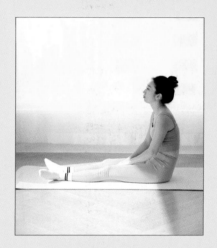

등을 구부리지 않습니다.

잘못된 자세 ②

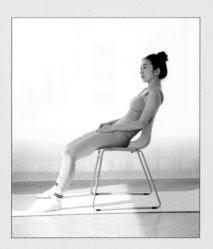

등받이에 기대서 골반을 앞으로 밀지
않습니다.

난이도 ★☆☆

02
기지개 켜기

침대, 화장실, 바닥, 소파, 의자, 대중교통 이용 시, 앉는 자리의 공간이 확보된다면 하기 좋은 자세입니다. 아침에 일어나자마자 그리고 화장실에서 첫 용무를 볼 때 기지개를 켜주면 온몸이 꼿꼿하게 펴지면서 동시에 몸과 마음의 스위치가 켜집니다. 따라서 대표적인 틈새운동이므로 기지개 켜는 습관을 내 것으로 만드시길 강력히 추천합니다.

📍 추천장소
침대, 화장실 변기, 바닥, 소파, 의자, 버스 지하철 의자 등 대중교통 이용 시

🕐 추천시간대
아침에 일어나자마자, 앉을 때마다

⟳ 운동횟수
최소 2번 / 4~8초 내쉬기

📊 효능효과
① 수면시간 동안 잠든 세포를 깨워줌으로써 활기가 되살아납니다.
② 척추기립근을 바르게 정렬합니다.
③ 목, 어깨에 약하게 자극을 주면서 정렬을 도와줍니다.

⚠ 주의사항
① 어깨에 힘이 들어가서 움츠러들지 않도록 합니다.
② 깍지를 낀 손이 불편하면 두 손을 살짝만 잡아주어도 좋습니다.
③ 내쉬는 호흡에 긴장감이 풀리도록 시원하게 내쉽니다.

▶ 운동 순서

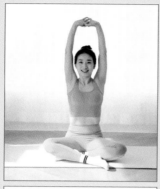

① 가능한 만큼 깍지를 끼고 앉았을 때마다 기지개를 켭니다.

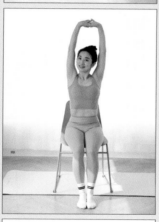

② 의자에 앉아서도 가능합니다.

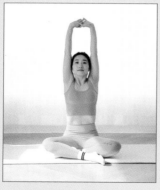

⚠ 주의

어깨가 올라가면 턱도 따라 올라갑니다. 어깨가 올라가지 않도록 주의합니다.

난이도 ★☆☆

03

의자 목 스트레칭

목은 매우 예민하고 조심스럽게 다루어줘야 합니다. 손으로 누르거나 빨리 돌리는 방법은 지양하고 호흡과 함께 달래주듯이 천천히 움직여야 함을 잊지 마시기 바랍니다. 이런 전제로 수시로 해주시면 아주 좋습니다.

 목디스크가 있는 분들은 동작 후 통증이 온다면,
바로 멈추시기 바랍니다.

📍 추천장소
침대, 화장실 변기, 바닥, 소파, 의자, 버스 지하철 의자 등 대중교통 이용 시

🕐 추천시간대
아침에 일어나자마자, 하루 첫 화장실 용변 시, 어디든 앉을 때마다

↻ 운동횟수
내쉬는 호흡에 2~3초씩 머무르기

📊 효능효과
① 목디스크 예방 및 재활에 효과적입니다.
② 어깨의 피로감 회복에 도움이 됩니다.
③ 정신이 맑아지면서 신체 정렬까지 도달하는 힘을 공급받습니다.

⚠ 주의사항
① 절대로 빠르게 돌리지 않습니다.
② 뻐근하고 불편한 각도에 머물렀을 때 반드시 호흡을 해줘야 합니다.
③ 손으로 목을 누르지 않습니다.

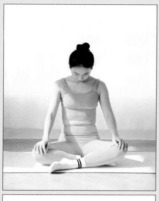

① 바닥 또는 의자에 편안하게 앉아서 내쉬는 호흡에 머리를 아래로 푹 숙입니다.

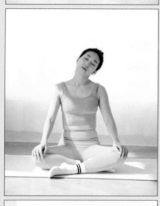

② 머리를 천천히 돌리면서 결리고 불편한 위치에서 잠시 머물러 호흡을 합니다.

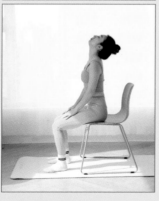

③ 가슴을 열고 머리를 뒤로도 젖혀서 호흡합니다.

난이도 ★☆☆

04

의자 등 스트레칭

넓은 공간을 차지하지 않아서 언제나 어디서나 하기 좋은 자세 중 하나입니다. 목디스크, 라운드 숄더, 오십견, 척추측만 등 현대인들이 많이 가지고 있는 여러 증상을 완화하고 예방하는 데 매우 효과적인 자세입니다. 이 자세가 습관이 된다면 바른 자세로 생활하는 것이 점점 더 수월해질 것입니다.

📍 추천장소
침대, 화장실 변기, 바닥, 소파, 의자, 버스 지하철 의자 등 대중교통 이용 시

🕒 추천시간대
아침에 일어나자마자, 하루 첫 화장실 용변 시, 어디든 앉을 때마다

↻ 운동횟수
(좌우 합쳐 1회) 총 3회 / 4초간 내쉬기

📊 효능효과
① 어깨 통증이 완화됩니다.
② 등의 피로를 풀어주면서 척추기립근 정렬을 돕습니다.
③ 아랫배까지 영향을 주어 바른 자세 정렬에 도움이 됩니다.

⚠ 주의사항
① 팔이 올라가는 만큼만 올려도 좋습니다.
② 올린 팔, 어깨를 스트레칭하는 것이므로 목 측굴 방향을 잘 체크해야 합니다.
③ 올린 팔, 어깨가 으쓱 올라가지 않도록 양어깨의 높이를 맞추어줍니다.

▶ 운동 순서

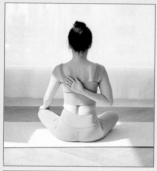

① 허리를 꼿꼿하게 세운 후, 날개뼈 위에 손등
을 올립니다(손이 올라가는 만큼만).

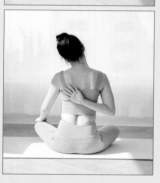

② 올린 팔의 반대쪽으로 머리를 측굴합니다.

올바른 자세

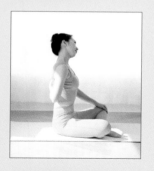

허리를 꼿꼿하게 세웁니다.

잘못된 자세

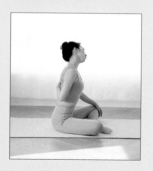

상체를 앞으로 무너뜨리지 않습니다.

난이도 ★☆☆

05

의자 하체 스트레칭

업무 중 또는 식탁, 소파 등 편한 장소에서 의자에 앉아 하기 좋은 동작입니다. 평소에 느끼기 어려운 엉덩이 바깥쪽을 스트레칭하는 동작이므로 실내에서 의자에 앉으면 반드시 해야 할 운동 리스트로 체크해놓으시길 강추합니다.

 동작 후에 무릎 통증이 느껴진다면
이 동작은 하지 않습니다.

📍 추천장소
소파, 사무실 의자, 식탁 의자, 그 밖에 편한 실내 장소의 의자

🕐 추천시간대
의자에 앉아서 가능할 때마다

↻ 운동횟수
(좌우 합쳐 1회) 총 3회 / 상체 내려가서 4초간 내쉬기

📊 효능효과
① 골반 유연성이 향상됩니다.
② 엉덩이 바깥쪽까지 스트레칭이 되어 하체 움직임에 여유를 줍니다.
③ 혈액순환을 도와서 부기를 예방합니다.

⚠ 주의사항
① 상체가 내려가는 만큼만 내려가서 머물러줍니다.
② 좌우 같은 횟수로 움직입니다.
③ 내려가서 머무는 동안 어깨가 으쓱 올라가지 않도록 상체 힘을 풀어줍니다.

▶ 운동 순서

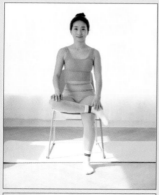

① 의자에 앉아서 한 손은 무릎, 한 손은 발목 위에 올립니다.

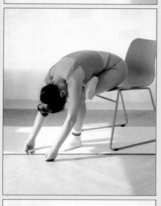

② 내쉬는 호흡에 상체를 숙이다가 팔을 풀고 내려갈 수 있는 만큼 내려갑니다. 온몸의 힘을 풀고 상체의 무게를 하체에 싣습니다. 내쉬는 호흡에 엉덩이 근육이 스트레칭되고 있음을 느낍니다.

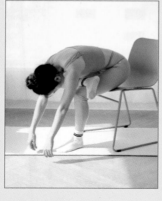

⚠ 주의

내려가서 어깨가 으쓱 올라가지 않도록 합니다.

난이도 ★☆☆

06
<u>의자 허리 스트레칭</u>

앉았을 때, 아주 짧게만 해줘도 시원한 동작입니다. 반드시 내쉬는 호흡과 함께 트위스트를 하면 짧은 움직임이지만 큰 효과를 얻을 수 있습니다. 하루를 시작하는 시간 그리고 하루 중 간중간 시간에 이 동작을 넣어줌으로써 일, 육아로 지친 몸의 피로를 풀어줄 수 있습니다.

📍 추천장소
소파, 사무실 의자, 식탁 의자, 그 밖에 의자

🕐 추천시간대
의자에 앉아서 가능할 때마다

↻ 운동횟수
(좌우 합쳐 1회) 총 3회

▥ 효능효과
① 짧은 시간 안에 스트레칭이 가능합니다.
② 상체를 올곧게 펴주므로 바른 자세와 더 친해질 수 있습니다.
③ 졸음퇴치, 기력회복에 도움을 줍니다.

⚠ 주의사항
① 힘을 주어 세게 트위스트를 할 필요는 없습니다.
② 반드시 내쉬면서 트위스트를 합니다.
③ 트위스트를 할 때, 허리가 꺾이지 않고 어깨가 으쓱 올라가지 않도록 합니다.

▶ 운동 순서

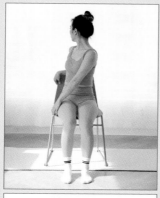

① 의자에 앉아서 한 손은 의자, 한 손은 등받이를 잡습니다.

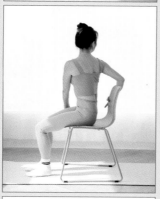

② 내쉬는 호흡에 상체를 뒤로 틀어줍니다.

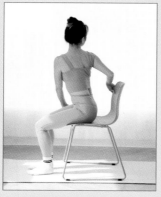

⚠ 주의

많이 틀고자 하면 허리가 꺾입니다.
허리가 꺾이지 않도록 주의합니다.

07

의자 옆구리 스트레칭 :
좁은 공간 버전

난이도 ★☆☆

의자에 앉았을 때, 공간이 좁을 경우의 버전입니다. 상체가 꼿꼿해야 바른 자세 정립에 도움이 되므로 공간이 좁아서 움직이지 못한다는 핑계는 이제 통하지 않습니다. 공간이 좁으면 좁은 대로 틈틈이 움직이면서 내 몸을 돌보는 습관을 들입시다.

📍 추천장소

소파, 사무실 의자, 식탁 의자, 화장실 변기, 그 밖에 의자

🕐 추천시간대

의자에 앉아서 가능할 때마다

↻ 운동횟수

(좌우 합쳐 1회) 총 3회 / 5~8초 내쉬기

📊 효능효과

① 골반 스트레칭까지 영향을 줍니다.
② 상체를 올곧게 펴주므로 바른 자세와 더 친해질 수 있습니다.
③ 졸음퇴치, 기력회복에 도움을 줍니다.

⚠ 주의사항

① 무리하지 않고 손이 닿는 부위를 잡으면 됩니다.
② 내려갈 때, 상체가 앞으로 쏠리지 않습니다.
③ 공간이 많이 좁으면 뻗은 팔의 팔꿈치를 접어도 좋습니다.

▶ 운동 순서

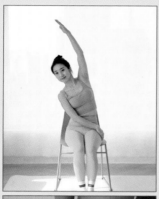

① 한 손은 반대쪽 의자 측면을 잡고 반대 팔은 내쉬는 호흡에 뻗습니다.

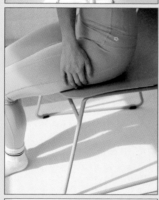

② 의자 측면을 잡기 어려운 경우, 허벅지 바깥을 잡고 지탱을 해도 좋습니다.

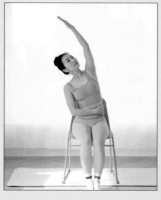

③ 공간이 아주 좁거나 허벅지를 잡는 것이 어려운 경우에는, 옆구리를 잡고 천천히 내려가는 것도 한 방법입니다.

난이도 ★☆☆

08

의자 옆구리 스트레칭 :
넓은 공간 버전

의자에 앉았을 때, 팔을 펼 공간이 있는 경우의 버전입니다. 좁은 공간 버전보다 가동 범위가 넓으므로 더 시원하게 스트레칭이 됩니다. 의자뿐만 아니라 바닥에 앉을 때도 안정적으로 할 수 있는 동작이므로 숙지해두면 아주 좋습니다.

📍 추천장소
바닥, 소파, 사무실 의자, 식탁 의자, 화장실 변기, 그 밖에 의자

🕐 추천시간대
일어나자마자, 의자에 앉아서 가능할 때마다

↻ 운동횟수
(좌우 합쳐 1회) 총 3회 / 5~8초 내쉬기

📊 효능효과
① 척추기립근에 도움을 줍니다.
② 상체를 올곧게 펴주므로 바른 자세와 더 친해질 수 있습니다.
③ 앉는 자세를 바르게 다듬어줍니다.

⚠ 주의사항
① 무리하지 않고 측굴을 합니다.
② 내려갈 때, 상체가 앞으로 쏠리지 않습니다.
③ 내려갔을 때, 엉덩이가 바닥에서 뜨지 않도록 합니다.

▶ 운동 순서

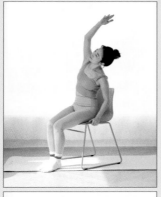

한 손은 의자 측면을 잡고 내쉬는 호흡에 팔을 뻗어서 내려갈 수 있는 만큼 내려갑니다.

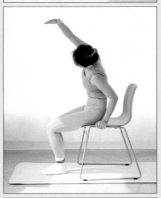

⚠ **주의**

상체가 앞으로 무너지지 않습니다.

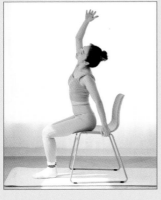

⚠ **주의**

상체를 뒤로 젖혀 허리가 꺾이지 않도록 합니다.

난이도 ★☆☆

09
의자에서 졸음 퇴치

장시간 앉아 있는 동안 몸이 뻐근하거나 자세가 흐트러지면 스트레칭을 하면 되지만, 졸음이 오거나 집중이 되지 않을 때는 이 동작이 아주 탁월합니다. 처음에는 낯설고 오히려 방해를 받는 것 같지만, 결국에는 여러 가지 도움이 되는 효자 동작이므로 많이 움직여보시면서 익혀두시면 좋습니다.

📍 추천장소
소파, 사무실 의자, 대중교통 의자

🕐 추천시간대
식사 후 업무 시, 집중이 필요할 때, 이동 시간에

↻ 운동횟수
가능한 만큼

📊 효능효과
① 졸음 퇴치에 효과적입니다.
② 식후 혈당 오르는 것을 잡아줍니다.
③ 앉는 자세를 바르게 다듬어줍니다.

⚠ 주의사항
① 발가락부터 뒤꿈치까지 두 발을 붙입니다.
② 힐업 했을 때, 뒤꿈치끼리 붙여줍니다.
③ 무릎을 붙여서 하는 것이 더 효과적입니다.

▶ 운동 순서

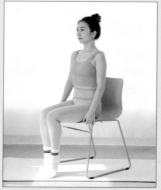

의자에 앉아서 무릎과 발을 붙이고 뒤꿈치를
들었다, 내렸다 하기를 반복합니다.

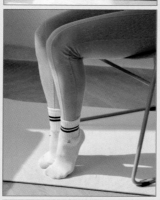

⚠ 주의

발가락, 뒤꿈치를 붙인 상태로 움직입니다.

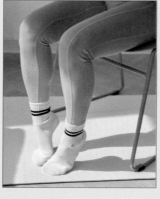

⚠ 주의

뒤꿈치가 떨어지지 않도록 집중합니다.

난이도 ★★☆

10
의자에서 복근운동

앉아 있는 시간은 많고, 운동할 시간이 부족할 때 틈틈이 복부를 단련해줄 수 있는 동작입니다. 앉기만 하면 어디서든지 가능하므로 우리 몸에 정말 중요한 뱃심을 부지런히 기르시길 강력히 추천합니다.

📍 추천장소
식탁 의자, 사무실 의자, 화장실 변기, 그 밖에 의자

🕐 추천시간대
의자에 앉아서 가능할 때마다

↻ 운동횟수
(좌우 합쳐 1회) 총 8회×2세트 / 5~8초 내쉬기

📊 효능효과
① 복부를 단련시켜 줍니다.
② 바른 자세 정립에 도움을 줍니다.
③ 체지방량을 감소시켜줍니다.

⚠ 주의사항
① 무리하지 않는 만큼만 움직입니다.
② 다리를 교차할 때마다 어깨에 힘이 들어가지 않도록 합니다.
③ 다리를 내릴 때, 허리가 꺾이지 않도록 복부의 힘을 유지합니다.

▶ 운동 순서

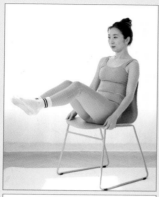

① 복부의 힘으로 두 다리를 들어 시작합니다.

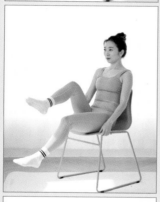

② 내쉬는 호흡에 다리 하나를 내립니다.

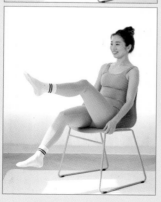

③ 또 내쉬면서 다리를 교차합니다.

11

의자에서 다리와 밴드 대결

난이도 ★★☆

우리 몸에서 매우 중요한 둔근을 단련시킬 수 있는 동작입니다. 밴드를 가지고 할 수 있는 동작들이 많지만, 이 동작은 앉아서 하는 동작입니다. 그래서 밴드를 휴대하고 다니시면서 상황에 맞게 틈틈이 해주시면 시간도 절약되고 근육 생성에도 더 효과적입니다.

📍 추천장소
식탁 의자, 사무실 의자, 화장실 변기, 그 밖에 의자

🕐 추천시간대
의자에 앉아서 가능할 때마다

↻ 운동횟수
가능한 만큼 / 5~8초 내쉬기

📊 효능효과
① 둔근 형성이 됩니다.
② 튼튼한 둔근으로 인해 허리를 안정적으로 보호해줍니다.
③ 앉고 서는 자세가 바르게 정렬됩니다.

⚠ 주의사항
① 내쉬면서 다리를 벌리는 구간이 포인트입니다.
② 상체가 앞으로 쏠리지 않도록 합니다.
③ 복부의 힘을 가지고 움직이되 유지할 수 있는 만큼만 유지합니다.

▶ 운동 순서

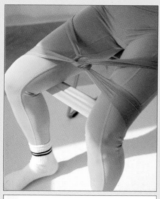

① 의자에 앉아서 무릎 위에 밴드를 묶은 후 남은 밴드를 두 손으로 잡습니다.

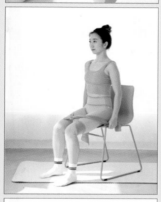

② 밴드를 잡고 두 손으로 의자를 잡은 채 두 무릎과 다리를 어깨너비로 벌리고 시작합니다.

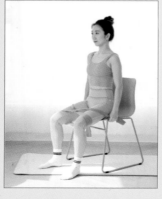

③ 내쉬는 호흡에 무릎을 벌릴 수 있는 만큼 벌리면서 둔근이 당겨지는 것을 느낍니다.

12

팔로 빨래 짜기

난이도 ★☆☆

많은 여성에게 팔뚝살 빼기는 영원한 숙제일 것입니다. 그만큼 쉽게 찌는 데 비해 빠지는 건 오랜 시간이 걸리기 때문입니다. 게다가 팔뚝살이 빠지려면 몸 전체가 빠져야 효과가 있으므로 반드시 다른 틈새운동과 함께 이 운동을 하셔야 합니다. 그러므로 이 동작을 팔이 쉬고 있을 때마다 틈틈이 하시길 강력히 추천합니다.

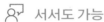 서서도 가능

📍 추천장소
바닥, 소파, 사무실 의자, 식탁 의자, 화장실 변기, 그 밖에 의자

🕐 추천시간대
가능할 때마다

↻ 운동횟수
(좌우 합쳐 1회) 총 10회×3세트 / 2초 내쉬기

📊 효능효과
① 팔뚝살을 탄탄하게 만들어줍니다.
② 상체를 올곧게 펴주므로 바른 자세와 더 친해질 수 있습니다.
③ 어깨 정렬에 효과적입니다.

⚠ 주의사항
① 어깨가 으쓱 솟지 않도록 합니다.
② 손목을 돌리지 않습니다.
③ 허리가 같이 비틀어지지 않도록 합니다.

▶ 운동 순서

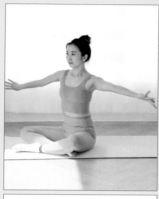

① 편하게 앉아서 양팔을 옆으로 뻗어 내쉬는 호흡에 팔뚝살만 비틀어줍니다.

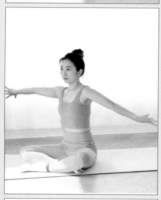

② 또 내쉬는 호흡에 반대로 비틀어줍니다.

⚠ **주의**

어깨가 으쓱 솟지 않도록 합니다.

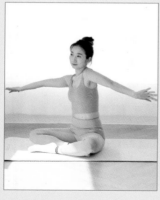

난이도 ★☆☆

13
팔로 원 그리기

팔로 빨래 짜기에 이어서 팔 전체를 탄탄하게 해주는 동작으로 빨래 짜기보다 강도가 있습니다. 초반에는 목, 어깨가 경직되지 않도록 집중이 필요합니다. 익숙해진 후에 서서나 앉아서 틈틈이 해주면 팔, 어깨, 목 라인이 균형 있게! 예쁘게! 탄탄하게! 살아날 것입니다.

🗣 서서도 가능

📍 추천장소
바닥, 소파, 사무실 의자, 식탁 의자, 화장실 변기, 그 밖에 의자

🕐 추천시간대
가능할 때마다

↻ 운동횟수
(앞으로 8번 + 뒤로 8번 = 1세트) 총 3세트

📊 효능효과
① 목, 어깨 라인이 부드럽게 다듬어집니다.
② 팔 전체가 탄탄해집니다.
③ 상체가 꼿꼿하게 세워집니다.

⚠ 주의사항
① 팔꿈치를 펴서 원을 그립니다.
② 원이 작으면 강도가 높아지므로 원 크기로 강도 조절을 합니다.
③ 허리가 꺾이고 상체가 뒤로 젖혀지지 않도록 주의합니다.

▶ 운동 순서

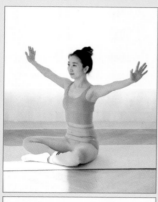

① 두 팔을 쫙 펴고 손등을 당긴 채 원을 그립니다.

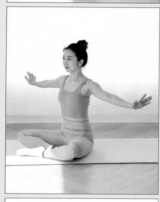

② 아래로 내려갈 때도 손등을 계속 당깁니다.

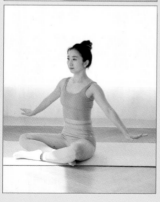

③ 힘들면, 원을 크게 그려서 강도를 낮출 수 있습니다.

난이도 ★☆☆

14
팔 스트레칭

스스로 주무르지 않게 되는 팔 안쪽, 삼두 스트레칭 동작입니다. 하고 나면 엄청 시원해서 중독성이 강한 동작 중 하나입니다. 게다가 공간도 많이 차지하지 않아서 가능할 때마다 틈틈이 해주면 여러 효과가 탁월합니다.

 서서도 가능
빨래 짜기, 원 그린 후에 스트레칭으로 강추

📍 추천장소
바닥, 소파, 사무실 의자, 식탁 의자, 화장실 변기, 그 밖에 의자

🕐 추천시간대
일어나자마자, 의자에 앉아서 가능할 때마다, 자기 전에

↻ 운동횟수
(좌우 합쳐 1회) 총 3회 / 5~8초 내쉬기

📊 효능효과
① 척추기립근에 도움을 줍니다.
② 손이 잘 가지 않는 타이트한 삼두를 부드럽게 풀어줍니다.
③ 앉는 자세를 바르게 다듬어줍니다.

⚠ 주의사항
① 손으로 세게 팔꿈치를 누르지 않습니다.
② 올린 팔의 어깨가 솟지 않도록 합니다.
③ 스트레칭 중에 허리가 꺾이지 않도록 하복부의 힘을 살짝 유지합니다.

▶ 운동 순서

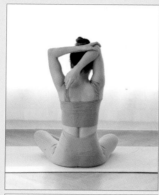

① 편하게 앉아서 팔꿈치를 잡고 내쉬는 호흡
에 팔꿈치를 지그시 눌러줍니다.

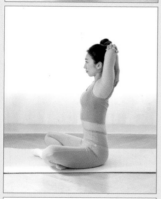

② 허리를 꼿꼿하게 세우고 정면을 바라봅니
다. 호흡하며 유지합니다.

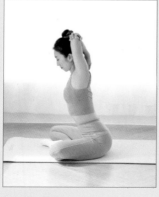

⚠ 주의

허리가 과도하게 꺾이고 머리가 바닥으로 쏠리
지 않습니다.

난이도 ★☆☆

15

상체 옆구리 펴기

안쪽 팔 스트레칭 후에 이어가면 좋은 동작입니다. 상체를 바르게 세워 삼두 스트레칭을 한 채로 측굴을 하면 더 깊은 옆구리 스트레칭이 가능합니다.

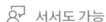 서서도 가능

📍 추천장소
바닥, 소파, 사무실 의자, 식탁 의자, 화장실 변기, 그 밖에 의자

🕐 추천시간대
일어나자마자, 의자에 앉아서 가능할 때마다

↻ 운동횟수
(좌우 합쳐 1회) 총 3회 / 5~8초 내쉬기

📊 효능효과
① 상체를 깊이 스트레칭할 수 있습니다.
② 상체를 올곧게 펴주므로 바른 자세와 더 친해질 수 있습니다.
③ 앉는 자세를 바르게 다듬어줍니다.

⚠ 주의사항
① 무리하지 않고 측굴합니다.
② 내려갈 때, 상체가 앞으로 쏠리지 않습니다.
③ 내려갔을 때, 엉덩이가 바닥에서 뜨지 않도록 합니다.

▶ 운동 순서

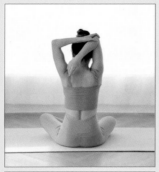

① 14번 동작을 유지하며 삼두를 스트레칭합
  니다.

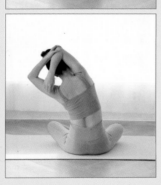

② 내쉬는 호흡에 상체를 측굴해서 삼두를 시작
  으로 겨드랑이, 옆구리, 허리까지 스트레칭되
  는 것을 느낍니다.

올바른 자세

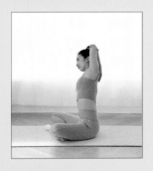

상체를 꼿꼿하게 세우면서
측굴합니다.

잘못된 자세

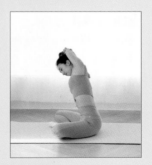

상체가 앞으로 숙여지지
않도록 측굴합니다.

난이도 ★☆☆

16
말초신경 자극하기

아주 간단한 동작이지만 미처 생각하지 못했던 신경을 일깨워줍니다. 바닥에 앉았을 때, 바른 자세를 취하기가 상당히 어렵습니다. 이럴 때 굽은 등허리를 펴고 평소 잊고 살았던 발가락을 자극시켜주면 신경이 자극을 받아 체내 선순환이 일어납니다. 반드시 숙지하셔서 바닥에 앉을 때는 무조건 실행해줍니다.

📍 추천장소
바닥, 요가 매트 또는 얇은 이불 위

🕐 추천시간대
가능할 때마다

↻ 운동횟수
가능할 때마다 틈틈이

📊 효능효과
① 말초신경을 건강하게 자극하며 체내순환이 됩니다.
② 좌우 균형감각을 향상시킵니다.
③ 발 저림, 다리 저림 등을 호전 및 예방합니다.

⚠ 주의사항
① 세게 부딪힐 필요 없이 자연스럽게 톡톡 만나게 합니다.
② 허리를 최대한 꼿꼿하게 세웁니다.

▶ 운동 순서

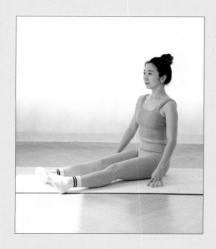

① 허리를 꼿꼿하게 펴고 다리를 뻗어
   엄지발가락끼리 부딪칩니다.

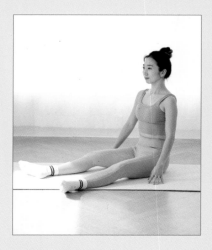

② 새끼발가락은 바닥에 살짝 부딪히
   도록 하면서 좌우로 왔다 갔다 발가
   락을 자극시킵니다.

난이도 ★★☆

바닥에 앉아서 대퇴사두근을 부드럽게 늘릴 수 있는 효과적인 동작입니다. 그러나 강도가 있기 때문에 서서히 익숙해지도록 초반에는 짧게 머무는 것을 추천합니다. 다리 근육의 타이트함 정도나 길이의 차이로 자세의 완성도가 달라질 수 있으니 이 점을 참고하셔서 운동이 되는 자세까지만 취하시면 됩니다.

📍 추천장소

바닥, 요가 매트 또는 얇은 이불 위

🕐 추천시간대

가능할 때마다 틈틈이

↻ 운동횟수

총 3번 / 5~8초 내쉬기

📊 효능효과

① 대퇴사두근이 정리되면서 하체 라인이 다듬어집니다.
② 상체를 올곧게 펴주므로 바른 자세와 더 친해질 수 있습니다.
③ 가동 범위를 넓혀주므로, 운동 자세 가동 범위도 넓어집니다.

⚠ 주의사항

① 무리하지 않고 자세를 유지합니다.
② 자세 완성은 두 무릎을 붙이는 것임을 참고합니다.
③ 무릎끼리 붙지 않았어도 운동이 된다면 그 자세에서 멈추고 허리를 세워 호흡합니다.

▶ 운동 순서

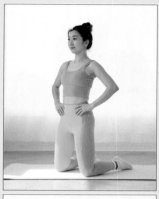

① 두 다리를 어깨너비로 벌린 후에 무릎으로 섭니다.

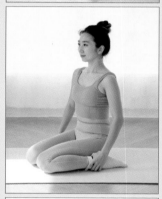

② 내쉬는 호흡에 무릎끼리 붙이면서 천천히 앉습니다.

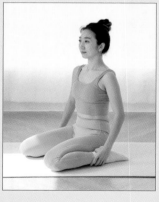

③ 다리가 많이 아프면 무릎을 떨어뜨려도 괜찮습니다. 단, 허리를 펴고 호흡을 하면서 스트레칭을 유지합니다.

난이도 ★★☆

18

다리로 걸레 붙이기

앉았을 때, 쉬고 있는 다리를 움직여주자는 취지의 운동 중 근력 운동에 해당합니다. 다리로 걸레를 컨트롤하는 과정에서 생기는 힘은 대단한 효과를 불러일으킵니다. 특히 여성에게 중요한 내전근의 힘을 가져다주는 운동이므로 다리로 걸레 붙이는 연습을 많이 하셔서 다리힘을 기르시길 강력히 추천합니다.

 이 동작 후에 허리통증이 느껴지는 분은
반드시 멈추시기 바랍니다.

📍 추천장소
바닥, 요가 매트 또는 얇은 이불 위

🕐 추천시간대
가능할 때마다 틈틈이

↻ 운동횟수
8번×5회 / 5~8초 내쉬기

📊 효능효과
① 내전근을 향상시킵니다.
② 다리 전체의 힘이 길러집니다.
③ 집중력이 향상됩니다.

⚠ 주의사항
① 걸레를 붙일 때, 어깨에 힘이 들어가지 않도록 릴렉스합니다.
② 하복부의 힘을 유지합니다.
③ 다리가 가까워질수록, 자궁 속+항문 속까지 야무지게 조여줍니다.

▶ 운동 순서

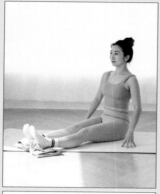

① 바닥에 앉아서 두 발 각각을 걸레에 올려놓습니다.

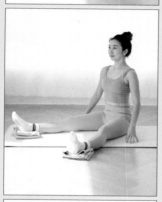

② 마시는 호흡에 다리를 벌리고 내쉬는 호흡에 다리를 붙이면서 내전근이 탄탄해져가는 것을 느낍니다.

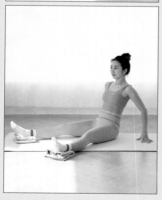

⚠ 주의

상체를 뒤로 젖히지 않습니다. 허리를 꼿꼿하게 세워서 동작을 진행합니다.

난이도 ★☆☆

19

다리 저림 예방

산전, 산후분만 아니라 여성들에게 다리 저림, 발 저림, 부종은 상당히 자주 일어납니다. 그만큼 혈액순환이 잘 안 되고 노폐물 배출이 쉽지 않다는 반증인데요, 일상에서 가장 쉽게 접근해서 가장 간단하게 움직일 수 있는 방법이 바로 이 동작입니다. 앉으면 무조건 이렇게 움직인다는 생각으로 습관을 만들어주시길 강력히 추천합니다.

📍 추천장소
바닥, 요가 매트 또는 얇은 이불 위

🕐 추천시간대
가능할 때마다 틈틈이

↻ 운동횟수
가능한 만큼 틈틈이

📊 효능효과
① 혈액순환을 돕습니다.
② 하체 좌우 정렬을 돕습니다.
③ 앉는 자세를 바르게 다듬어줍니다.

⚠ 주의사항
① 반드시 내쉬는 호흡에 포인, 플렉스를 반복합니다.
② 어깨에 힘을 풀고 손은 바닥이나 허벅지에 편안히 올려놓으면 됩니다.
③ 좌우 발목, 무릎의 위치가 맞는지 체크하며 반복합니다.

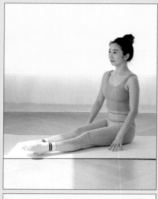

① 발가락끝까지 다리 전체를 붙이고 내쉬는 호흡에 발가락을 멀리 보내며 발등이 펴질 수 있도록 합니다.

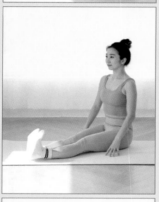

② 다시 내쉬는 호흡에 발바닥 전체를 내 몸쪽 으로 당기면서 종아리 전체가 스트레칭 되 는 느낌을 느낍니다.

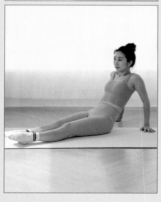

⚠ 주의

힘들다고 상체가 뒤로 젖혀지지 않습니다.

* 허리를 꼿꼿이 세우는 것 자체가 힘든 경우 에는 동작은 하지 않고 허리를 꼿꼿이 세우 고 앉아 있는 연습만 해도 충분합니다.

20

다리 하나씩 집중

난이도 ★★☆

바닥에 앉았을 때, 쉬고 있는 다리를 펴서 스트레칭을 해주는 대표적인 틈새운동입니다. 반복할수록 허벅지 뒷부분과 종아리가 스트레칭 되는 것을 느껴볼 수 있습니다. 상체에 힘을 풀어서 내려갈 수 있는 만큼만 내려가면 되는 편안한 동작입니다. 단, 허리가 좋지 않으신 분들은 반드시 허리를 꼿꼿하게 세워서 내려가셔야 합니다.

 허리를 세워서 했음에도 동작 후에 허리통증이
느껴지는 분은 반드시 멈추시기 바랍니다.

📍 추천장소
바닥, 요가 매트 또는 얇은 이불 위

🕐 추천시간대
가능할 때마다 틈틈이

↻ 운동횟수
(좌우 합쳐 1회) 총 3회 / 5~8초 내쉬기

📊 효능효과
① 신체의 가동 범위가 넓어집니다.
② 하체 부종 완화 및 혈액순환을 돕습니다.
③ 등, 허리, 엉덩이, 다리 등 신체 후면의 스트레칭에 탁월합니다.

⚠ 주의사항
① 상체가 내려가면서 어깨가 솟지 않도록 상체 전체의 힘을 풀어줍니다.
② 내려갈 수 있는 만큼만 내려갑니다.
③ 반드시 내쉬는 호흡에 내려갑니다. 충분한 호흡이 필요합니다.

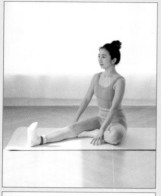

① 한쪽 발은 허벅지 안쪽에, 반대 다리는 펴고 발바닥을 몸쪽으로 당깁니다

⚠ **주의**

엉덩이와 펴진 다리는 90도가 되도록, 접은 다리 쪽 엉덩이가 뒤로 밀리지 않아야 합니다.

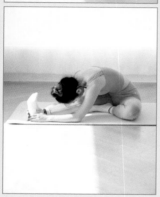

② 내쉬는 호흡에 상체를 숙이면서 계속 발바닥을 당겨줍니다.

⚠ **주의**

허리디스크가 있으신 경우에는, 등과 허리를 꼿꼿하게 편 상태로 내려갔다가 올라옵니다.

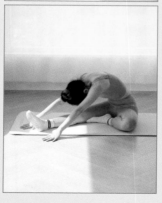

⚠ **주의**

무릎이 들리거나 어깨가 올라가거나 등이 둥 그렇게 말리지 않도록 조금만 내려가도 충분합니다.

난이도 ★★★

21
집중 더하기 복근

앉아서 복근운동을 하되 상당한 집중력이 있어야 하는 운동입니다. 따라서 빠른 전환의 연속인 우리 일상에서 꼭 필요한 동작과 시간입니다. 조용한 환경을 조성해서 나의 몸과 마음에 집중할 수 있는 시간을 내어봅니다. 그리고 천천히 움직이면서 집중을 하면 어느새 복부 운동이 진행되고 있음을 느끼실 수 있을 것입니다.

🧑 허리디스크가 있는 분은 하지 않습니다.

📍 **추천장소**
바닥, 요가 매트 또는 얇은 이불 위

🕐 **추천시간대**
조용히 집중할 수 있는 시간

🔄 **운동횟수**
총 3회 / 8~10초 유지하기

📊 **효능효과**
① 집중력이 향상됩니다.
② 복부의 힘을 기르고 숨은 복근을 찾아줍니다.
③ 성취감을 주어서 심신 안정에 도움을 줍니다.

⚠️ **주의사항**
① 다리를 움직일 때마다, 복부 전체의 힘을 유지하도록 집중합니다.
② 어깨가 움츠러들지 않도록 바르게 펴줍니다.
③ 등이 둥글게 말리지 않도록 상체를 계속 세워줍니다.

▶ 운동 순서

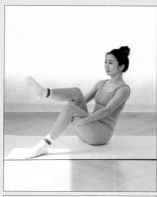

① 중심을 잡으면서 다리 하나를 먼저 올립니다. 이때, 복부의 힘으로 균형을 잡습니다.

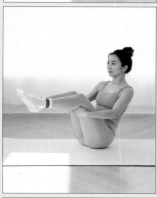

② 반대 다리도 올리면서 중심을 잡도록 복부에 집중합니다.

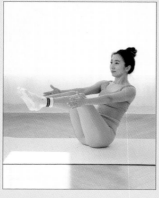

③ 어깨는 내리고 두 팔을 앞으로 뻗어서 복부의 힘으로 동작을 유지합니다.

난이도 ★☆☆

22

잡았으면 내리기

앉아서 소도구를 사용해 상체를 더 깊이 풀어주는 동작입니다. 요가 밴드를 추천하지만 없으면 수건이나 우산, 폼롤러도 좋습니다. 두 손으로 잡을 수 있는 길쭉한 물체면 무엇이든 좋으니 앉았을 때 무조건 움직이시라는 취지입니다. TV를 보면서 하기에 딱 좋은 운동입니다.

📍 추천장소

바닥, 소파, 사무실 의자, 식탁 의자, 그 밖에 의자

🕐 추천시간대

쉬는 시간 틈틈이, 영화나 드라마 보면서, 의자에 앉아서 가능할 때마다

↻ 운동횟수

총 8번×3세트

📊 효능효과

① 둥글게 말린 어깨를 활짝 펴줍니다.

② 목, 어깨의 뻐근함을 풀어줍니다.

③ 척추기립근 정렬을 도와 앉는 자세를 바르게 다듬어 줍니다.

⚠ 주의사항

① 무리하지 않고 뒤로 내릴 수 있도록 넉넉히 잡습니다.

② 내려갈 때, 상체가 앞으로 쏠리지 않도록 하복부의 힘을 유지합니다.

③ 어깨에 무리가 가지 않도록 호흡을 하면서 천천히 내려줍니다.

▶ 운동 순서

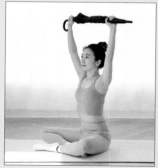

① 두 팔을 어깨너비보다 1.5배 넓게 벌려서 우산을 잡습니다(밴드, 수건, 폼롤러 대체 가능).

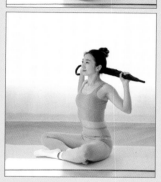

② 내쉬는 호흡에 우산을 내리면서 견갑골이 가까워지도록 등 전체의 움직임을 느껴봅니다.

올바른 자세

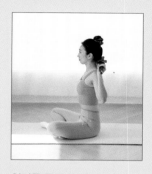

허리를 꼿꼿이 세우고
정면을 응시합니다.

잘못된 자세

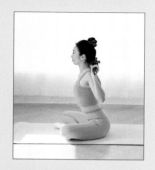

허리가 과도하게 꺾여 상체가
앞으로 쏠리지 않습니다.

난이도 ★☆☆

23

팔걸이 스트레칭

우리에게 낯선 부위인 엉덩이 바깥쪽을 시원하게 풀어주는 동작입니다. 더불어 골반도 부드럽게 달래주기 때문에 산전, 산후에 하면 좋은 동작입니다. 또한, 평소에도 바닥에 앉을 때마다 무조건 이 동작을 해준다는 생각으로 잘 익혀두시면 하체가 많이 부드러워지기 때문에 일상 움직임에 많은 도움이 됩니다.

📍 추천장소
바닥, 요가 매트 또는 얇은 이불 위

🕐 추천시간대
바닥에 앉을 때마다, 자기 전에

↻ 운동횟수
(좌우 합쳐 1회) 총 3회×3세트 / 5~8초 내쉬기

📊 효능효과
① 둔근의 타이트함을 풀어줍니다.
② 골반의 유연함을 증가시켜줍니다.
③ 하체가 전반적으로 부드러워집니다.

⚠ 주의사항
① 다리가 바깥으로 가는 힘보다 안으로 당겨오는 힘이 더 커야 합니다.
② 내쉬는 호흡에 다리를 당겨줘야 합니다.
③ 어깨가 함께 올라가지 않도록 합니다.

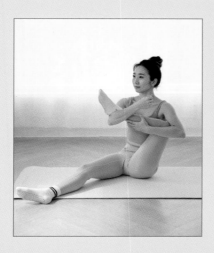

① 편하게 앉아서 다리 하나를 올리고 팔꿈치로 각각 발목과 무릎을 걸어 줍니다.

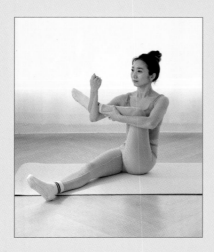

② 내쉬는 호흡에 팔꿈치로 발목과 무릎을 당겨오면서 둔근 바깥과 허벅지가 스트레칭 되는 것을 느낍니다.

난이도 ★★★

24

온몸 펼치기

이 동작은 쉬운 동작은 아니지만, 방법을 익히기만 하면 온몸이 시원해지는 마법과도 같은 동작입니다. 주로 웜업할 때, 많이 하는 동작 중 하나인데요, 우리는 이 동작을 단독으로 반복하면서 온몸이 활짝 펴지는 과정에 집중하면 운동 전후 스트레칭으로 할 수 있는 여유가 생깁니다.

📍 추천장소
바닥, 요가 매트 또는 얇은 이불 위

🕐 추천시간대
활동량이 많은 낮~오후 시간대

↻ 운동횟수
(좌우 합쳐 1회) 총 3회

📊 효능효과
① 복부를 탄탄하게 만들어줍니다.
② 골반을 유연하게 만들어줍니다.
③ 상체를 꼿꼿하게 세워줍니다.

⚠️ 주의사항
① 지탱하는 팔의 어깨가 솟지 않도록 합니다.
② 할 수 있는 만큼만 팔을 돌려줍니다.
③ 마시는 호흡에 엉덩이를 들어줘야 합니다.

▶ 운동 순서

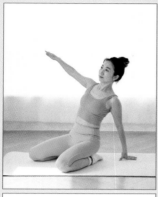

① 두 무릎을 접고 팔로 몸을 지탱합니다.

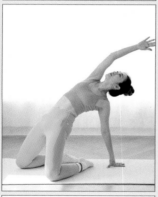

② 마시는 호흡에 팔을 뒤로 접히면서 골반, 복부를 들어 올립니다.

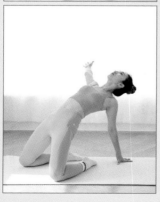

③ 내쉬는 호흡에 팔을 돌려 제자리로 위치합니다. 반대 방향도 동일하게 진행합니다.

난이도 ★★☆

25
반 비둘기

골반을 달래주고 삐뚤어진 골반을 균형 있게 맞추어주는 동작입니다. 낯설고 불편할 수도 있지만, 골반 좌우를 살살 달래주면서 동작을 반복하다보면 어느새 골반의 안정감을 느낄 수 있습니다. 바닥에 앉았을 때마다 자주 해주시길 강력 추천합니다.

📍 추천장소
바닥, 요가 매트 또는 얇은 이불 위

🕐 추천시간대
활동량이 많은 낮~오후 시간대, 자기 전에

↻ 운동횟수
(좌우 합쳐 1회) 총 3회

📊 효능효과
① 골반 균형에 도움을 줍니다.
② 허리에 힘이 생깁니다.
③ 생리통 완화에 도움이 됩니다.

⚠ 주의사항
① 골반 좌우를 체크합니다.
② 내쉬는 호흡에 떠있는 골반을 바닥으로 살며시 눌러줍니다.

지금 당장 시작하는 틈새운동

▶ 운동 순서

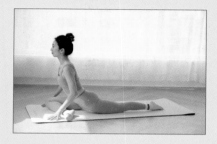

① 다리 하나는 무릎을 굽히고 반대
　다리는 뒤로 뻗습니다.

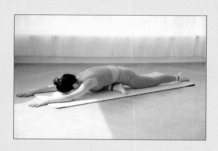

② 손바닥을 앞으로 짚어가며 내쉬는
　호흡에 천천히 내려갑니다.

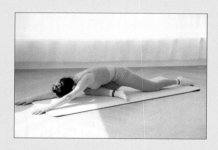

③ 내려갔을 때, 떠 있는 골반을 내쉬
　는 호흡에 바닥으로 살살 눌러주는
　과정을 반복합니다.

난이도 ★☆☆

26

생리 전 골반 스트레칭

배란기 통증이나 생리 전 증후군이 있을 때, 앉아서 서서히 해주면 좋은 동작입니다. 부기가 있고, 움직이기도 귀찮고 달달한 게 당길 때, 누워서 쉬는 대신에 앉아서 이 동작을 해주면 통증이 사그라들고 활력이 되살아나는 경험을 하실 수 있습니다.

📍 추천장소
바닥, 요가 매트 또는 얇은 이불 위, 침대

🕐 추천시간대
배란기, 생리증후군 시기, 자기 전, 앉아 있을 때마다 틈틈이

↻ 운동횟수
(좌우 합쳐 1회) 최소 3회 이상 가능한 만큼

📊 효능효과
① 배란통, 생리증후군의 증상을 완화 시켜줍니다.
② 골반의 유연함을 증가시켜줍니다.
③ 신체적, 정신적으로 활력을 되살려줍니다.

⚠ 주의사항
① 지탱한 어깨가 올라가지 않도록 합니다.
② 두 다리를 내리면서 허리가 과도하게 꺾이지 않도록 합니다.

▶ 운동 순서

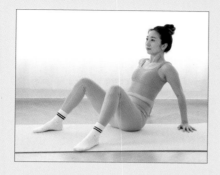

① 바닥에 앉아서 두 팔을 뒤로 하고 어깨가 따라 올라가지 않도록 팔꿈치를 살짝 굽힙니다.

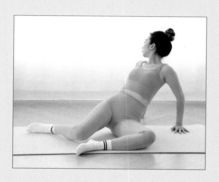

② 내쉬는 호흡에 시선과 두 무릎을 반대 방향으로 움직입니다.

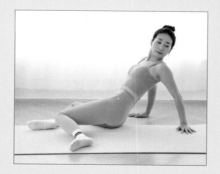

⚠ 주의

허리가 꺾이지 않고 어깨가 올라가지 않습니다.

난이도 ★☆☆

27

생리 중 골반 스트레칭

생리 양은 많고 아랫배가 뻐근해서 움직이기 힘들 때 하면 도움이 되는 동작입니다. 편하게 앉아서 살짝 움직이는 움직임이 생리통증을 완화시키고 기분을 전환하기에도 제격입니다. 생리 중에도 운동을 해도 무관합니다. 이 동작을 시작으로 가능하신 분들은 다른 동작으로 이어간다면 더없이 좋겠습니다.

📍 추천장소

바닥, 요가 매트 또는 얇은 이불 위, 침대

🕐 추천시간대

생리 중에 여건이 되는 때, 자기 전에

↻ 운동횟수

(좌우 합쳐 1회) 총 3회 이상 가능한 만큼

📊 효능효과

① 생리 통증을 완화시켜줍니다.
② 골반의 유연성을 증가시켜줍니다.
③ 내전근을 스트레칭하며 부드럽게 풀어줍니다.

⚠ 주의사항

① 무리하지 않고 측굴합니다.
② 내려갈 때, 상체가 앞으로 쏠리지 않습니다.
③ 내려갔을 때, 충분히 머물러서 호흡을 많이 하면 좋습니다.

▶ 운동 순서

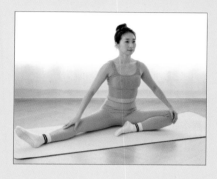

① 다리 하나는 접고, 반대 다리는 펼 수 있는 만큼만 폅니다.

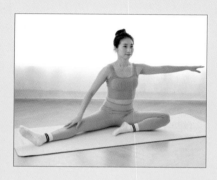

② 한 손은 무릎 위에 올리고, 반대 팔을 들어 준비하되, 어깨가 같이 올라가지 않도록 합니다.

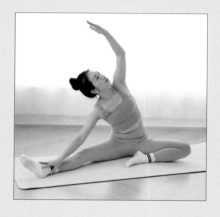

③ 한 손은 무릎을 쓸어내려가고 반대 팔은 멀리 뻗어 측굴합니다.

난이도 ★☆☆

28

수유하면서 다리 스트레칭

정말 간단한 동작이지만, 수유하면서 다리가 저릴 때가 많아서 이렇게 간단한 동작이 큰 도움이 될 때가 많습니다. 수유하며 아이와 눈을 마주치고 다리는 번갈아가며 움직여주시면 엄마의 기분전환 뿐만 아니라 수유 후에 오는 여러 통증을 예방하실 수 있답니다.

📍 추천장소
수유하는 곳

🕐 추천시간대
수유할 때마다

↻ 운동횟수
가능한 만큼 틈틈이

📊 효능효과
① 혈액순환을 촉진시켜 다리저림을 예방해줍니다.
② 엄마의 기분전환을 도와줍니다.
③ 수유 후 뻐근하고 둔탁한 컨디션으로부터 내 몸을 보호해줍니다.

⚠ 주의사항
① 가능한 만큼만 다리를 벌립니다.
② 의자에 앉아서도 가능한 동작입니다.

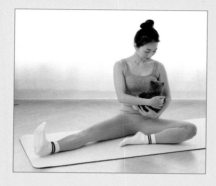

① 뻗은 다리의 발바닥을 후~ 길게 내
쉬면서 편안하게 내 몸쪽으로 당겨
줍니다.

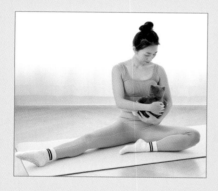

② 내쉬는 호흡에 발가락을 멀리 뻗
습니다.

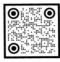

난이도 ★☆☆

29

수유 후 의자 스트레칭

수유 후에 무조건 해주셔야 할 동작입니다. 산후에 아직 회복이 안 된 산모의 신체가 바르게 자리 잡아갈 수 있도록 도와주는 동작 중 하나입니다. 수유 후에 반드시 해줘야 하는 동작임을 잊지 마시고 반복해주시면 좋습니다.

📍 추천장소
등받이가 있는 의자

🕐 추천시간대
수유 직후

↻ 운동횟수
가능한 만큼

📊 효능효과
① 둥글게 말린 상체를 곧게 펴줍니다.
② 수유 후 등 통증을 완화해줍니다.
③ 거북목, 일자목 등 목 통증을 완화해줍니다.

⚠ 주의사항
① 수유 후이므로 무리하지 않고 천천히 합니다.
② 등받이에 편안히 기대어 내쉬는 호흡에 충분히 완화합니다.
③ 내 몸을 감싸 안을 때, 어깨가 올라가서 경직되지 않도록 합니다.

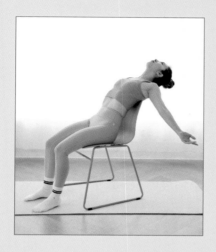

① 의자 등받이에 기대어 내쉬는 호흡
에 온몸의 힘을 풀어줍니다.

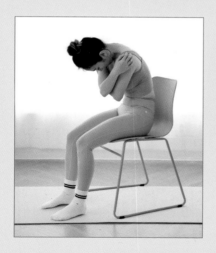

② 두 팔로 어깨를 감싸 안고 내쉬는
호흡에 살포시 어깨를 내려줍니다.

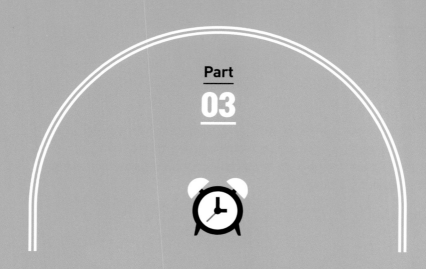

서서 하는 운동
31가지

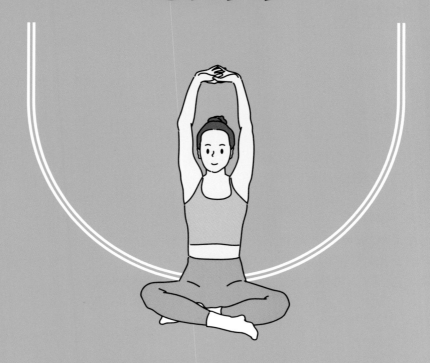

난이도 ★★☆

01

초간단 하체라인 정리

서 있을 때마다 하기 좋은 대표적인 틈새운동입니다. 아주 간단하면서도 쉬울 뿐만 아니라 효과도 크기 때문입니다. 또한, 허리디스크 환자에게 필요한 동작이기도 합니다. 사람이 많은 공공장소에서도 편하게 할 수 있는 동작이므로 내 몸으로 익혀서 일상에서 자연스럽게 움직이는 습관이 되도록 합니다.

 허리디스크 있는 분들께 강력히 추천합니다.

📍 추천장소
집 안, 사무실 안, 실내 곳곳, 대중교통, 놀이터, 은행 등 실외 곳곳, 서 있는 곳 어디든지

🕐 추천시간대
온종일 틈틈이

↻ 운동횟수
가능한 만큼 자주

📊 효능효과
① 척추기립근이 바르게 펴집니다.
② 허리디스크 완화에 도움이 됩니다.
③ 복부와 둔근을 탄탄하게 만들어줍니다.

⚠️ 주의사항
① 올라갈 때 뒤꿈치가 벌어지지 않습니다.
② 올라갈 때, 어깨가 같이 올라가지 않습니다.
③ 중심을 잡기 어려우면 의자, 테이블, 벽 등을 짚어서 도움을 받습니다.

▶ 운동 순서

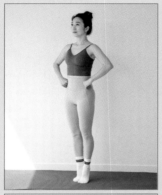

두 발을 붙이고 허리에 손을 올리거나 무언가를 짚습니다. 마시는 호흡에 뒤꿈치를 올리고, 내쉬는 호흡에 내려오는 것을 반복합니다.

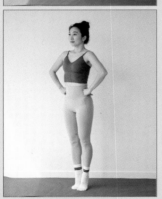

⚠ **주의**

어깨가 따라 올라가지 않고 항문 속, 자궁 속까지 완전히 조여서 하체가 단단하게 중심을 잡아줍니다.

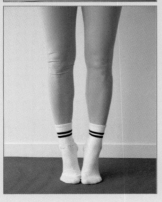

⚠ **주의**

뒤꿈치는 항상 붙여줍니다. 가능한 만큼 올라가서 머물다가 내려오기를 반복해도 좋습니다.

난이도 ★★☆

02

걸을 때 배꼽 조이기

걸을 때 자세가 매우 중요합니다. 무심코 아무 생각 없이 걷는 자세가 평소 생활습관에 많은 영향을 끼치기 때문에 기본이 되는 걷기부터 체크해볼 필요가 있습니다. 간단한 체크이지만 실천할 때에는 결코 쉽지만은 않은 포인트를 잘 익혀서 걷는 자세가 바르게 자리잡힐 수 있도록 노력해주시면 좋겠습니다.

허리디스크가 있는 분들은 강하게 배꼽을 조이거나 무리하게 걷지 않습니다.

📍 추천장소
걷는 장소마다

🕐 추천시간대
걸을 때마다

↻ 운동횟수
가능한 만큼 틈틈이

📊 효능효과
① 척추기립근이 바르게 펴집니다.
② 신체의 불균형을 예방합니다.
③ 노폐물의 체내 증가를 예방합니다.

⚠ 주의사항
① 하복부에 힘을 줄 때마다 어깨가 경직되지 않도록 합니다.
② 턱을 당기는 것이 습관이 되도록 자세의 느낌을 익혀둡니다.
③ 일상생활의 기본이므로 무조건 익혀둡니다.

▶ 운동 순서

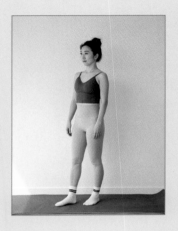

턱을 당기고 아랫배에 힘을 조금 주면서 유지합니다. 유지하면서 걸어다닙니다.

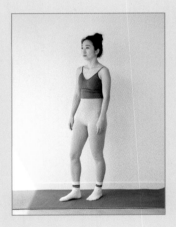

⚠ 주의

턱을 당기면 어깨, 등, 허리가 펴지기 때문에 턱을 당기는 것이 중요합니다.

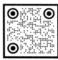

난이도 ★☆☆

03

걸을 때 가방 메는 법

가방을 메고 걸어다니시는 분들을 보면 으레 좌우 정렬이 불균형한 모습을 볼 수 있습니다. 메고 다닐 수밖에 없는 일상이므로 가방은 신체에 방해가 아닌 도움이 되어야 합니다. 가방 메는 법을 잘 활용하셔서 일상에서 운동의 효과를 충분히 얻으시길 바랍니다.

 허리디스크가 있는 분들께 강력히 추천합니다.

📍 추천장소
가방을 메고 걸어다니는 곳마다

🕐 추천시간대
가방을 메고 다닐 때마다

↻ 운동횟수
좌우 같은 횟수로 번갈아가며

📊 효능효과
① 상체의 불균형을 예방합니다.
② 가방이 운동도구가 될 수 있습니다.
③ 척추기립근을 바르게 정렬합니다.

⚠ 주의사항
① 턱이 경직되지 않도록 힘을 풀어줍니다.
② 같은 횟수로 양쪽 어깨를 번갈아가며 메도록 합니다.

▶ 운동 순서

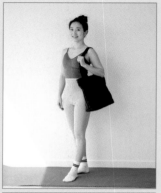

가방을 멘 어깨가 올라가지 않도록 하복부에
힘을 살짝 주면서 일상생활을 합니다.

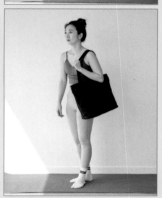

⚠ 주의

어깨가 둥글게 굽지 않도록 주의합니다.

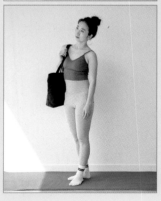

⚠ 주의

양쪽 어깨의 균형이 맞도록 가방을 멘 어깨가
올라가지 않게 주의합니다.

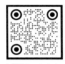
난이도 ★☆☆

04

큰 원 그리기

수영, 등산 등 본격적인 운동 전에 하는 주된 웜업 중 하나입니다. 그러나 우리는 이 동작을 일상에서 자주 해주면 온몸이 스트레치가 되는 시원한 경험을 할 수 있습니다. 서 있을 때 기지개를 켜게 되는 경우, 이 동작으로 이어 하시면 상당히 좋습니다.

 허리디스크가 있는 분들은 하지 않습니다.

📍 추천장소
집, 일터 등 움직이기 편안한 장소

🕐 추천시간대
일어나자마자, 한낮에 졸리고 지루할 때, 자기 전에

↻ 운동횟수
(좌우 합쳐 1회) 총 3회

📊 효능효과
① 온몸의 기운을 회복시켜 줍니다.
② 상체를 올곧게 펴주므로 바른 자세와 더 친해질 수 있습니다.
③ 서 있는 자세를 바르게 다듬어줍니다.

⚠ 주의사항
① 깍지를 낄 수 있는 만큼만 끼고 동작을 합니다.
② 깍지를 끼고 내려갈 때, 반드시 옆구리를 길게 늘여주면서 측굴합니다.
③ 어지럽지 않도록 속도와 횟수를 본인에게 맞게 조절합니다.

▶ 운동 순서

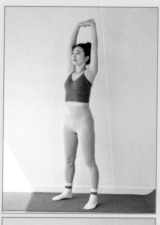

① 편안하게 서서 기지개를 켭니다.

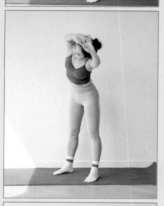

② 내쉬는 호흡에 측굴을 하면서 최대한 큰 원을 그립니다.

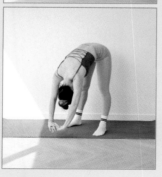

③ 뒷목까지 온몸에 힘을 풀면서 내려갔다가 천천히 반대 방향으로 올라옵니다.

난이도 ★☆☆

05

잡으면 바로 늘리기

'의자를 잡으면 바로 이 동작!' 하고 생각을 이어가셔야 합니다. 잡고 있는 고정된 무언가를 의지해서 스트레칭하는 이 동작은 신체 후면의 컨디션이 되살아나는 아주 시원한 동작입니다. 특히 유모차는 상당히 좋은 도구가 됩니다. 언제나 어디서나 틈틈이 하시면서 이 동작의 매력에 빠져보세요!

 허리디스크 증상이 있는 분들은 하지 않습니다.

📍 추천장소
집, 일터, 놀이터 등 편안하게 움직일 수 있는 장소

🕐 추천시간대
일어나자마자, 활동량이 많은 낮과 오후, 자기 전까지 틈틈이

↻ 운동횟수
가능한 만큼 자주 / 5~8초 내쉬기

📊 효능효과
① 목, 어깨의 통증을 감소시켜줍니다.
② 상체를 올곧게 펴주므로 바른 자세와 더 친해질 수 있습니다.
③ 무거운 신체가 가볍게 활기를 되찾습니다.

⚠ 주의사항
① 반드시 내쉬는 호흡에 내려갑니다.
② 내려가서 다리가 많이 당길 때는 무릎을 살짝 굽혀도 좋습니다.

▶ 운동 순서

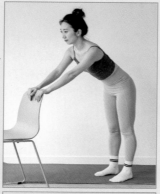

① 의자, 테이블, 싱크대 등 잡을 수 있는 것을 잡고 어깨너비로 두 다리를 벌립니다.

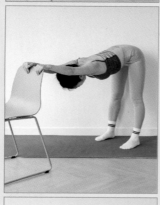

② 내쉬는 호흡에 상체를 숙이면서 뒷목부터 종아리까지 후면이 쫙 스트레칭되는 것을 느껴봅니다.

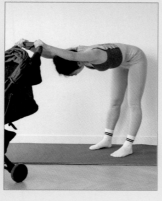

③ 아이들을 케어하는 엄마에게 유모차는 상당한 운동도구가 됩니다.

난이도 ★★★

06

벽 짚고 어깨 강화

목과 어깨가 아프신 분들은 목 어깨뿐만이 아니라 트리거 포인트가 되는 견갑골을 단련시켜 주어야 하는 경우가 많습니다. 그래서 언제나 어디서나 벽을 짚고 할 수 있는 이 운동을 강력히 추천합니다. 처음에는 맞게 하는 것인지 잘 모르실 수 있지만, 동작이 반복되다보면 견갑골의 움직임이 느껴질 것입니다. 견갑골 움직임에 집중하시기 바랍니다.

허리디스크가 있는 분들께 강력 추천

추천장소
집 벽, 일터 벽

추천시간대
집중할 수 있는 때, 가능한 시간대

운동횟수
가능한 만큼 틈틈이 / 5~8초 내쉬기

효능효과
① 목, 어깨를 정렬해줍니다.
② 견갑골 및 승모근의 통증을 완화, 예방합니다.
③ 앉는 자세를 바르게 다듬어줍니다.

주의사항
① 견갑골의 움직임에 집중합니다.
② 어깨가 위로 올라가지 않습니다.
③ 허리가 과도하게 꺾이지 않습니다.

▶ 운동 순서

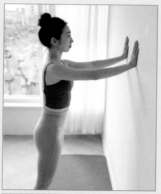

① 벽으로부터 두세 걸음 뒤로 떨어져 서고 어깨너비로 두 손을 벽에 짚습니다.

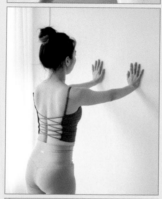

② 내쉬는 호흡에 어깨를 내리면서 견갑골끼리 멀어집니다.

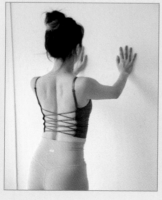

③ 마시는 호흡에 팔꿈치를 살짝 굽히며 손바닥으로 벽을 밀어 견갑골끼리 만나도록 합니다.

난이도 ★★☆

07

종아리 얇게 매직

종아리 근육이 고민이신 분들 많으시지요? 이런 분들께 맞춤인 스트레칭 동작입니다. 처음엔 아주 아프고 타이트하지만 반복될수록 보폭을 넓힐 수 있을 만큼의 여유가 생기는 것을 발견하실 수 있습니다. 서 있는 곳 어디서든 가능한 동작이므로 반드시 익히셔서 틈틈이 하시길 강력히 추천합니다.

📍 추천장소
집, 일터, 놀이터 등 어디든지

🕐 추천시간대
일어나자마자, 많이 걸은 후, 운동 후, 자기 전 등 틈틈이

↻ 운동횟수
(좌우 합쳐 1회) 총 3회 / 8~10초 내쉬기

📊 효능효과
① 뭉친 종아리를 풀어줍니다.
② 하체라인을 부드럽게 정리해줍니다.
③ 다리부기, 저림을 예방 및 완화해줍니다.

⚠ 주의사항
① 뒷발의 뒤꿈치가 반드시 바닥에 붙어 있어야 합니다.
② 각각의 위치에서 발가락이 밖을 향하지 않고 일자가 되도록 주의합니다.
③ 앞 무릎을 반드시 굽혀야 합니다.

▶ 운동 순서

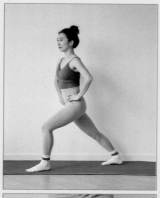

① 두 다리를 앞뒤로 벌리고 내쉬는 호흡에 앞 무릎을 접습니다.

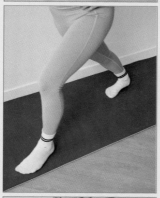

② 앞뒤 두 발이 발가락부터 뒤꿈치까지 일자 가 되도록 위치하는 것이 중요합니다.

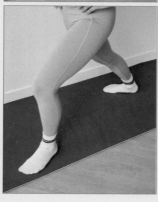

⚠ 주의

특히 뒷발의 발가락이 밖을 향하면 효과가 전 혀 없습니다.

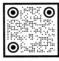
난이도 ★★☆

08

앞벅지 깎기

허벅지 앞쪽이 튀어나왔는데 어떤 운동을 하면 좋을지 모르겠다 하시는 분들이 많습니다. 저같은 경우에도 운동할수록 더 발달하는 것 같아서 고민이었던 적이 있었습니다. 이 대퇴사두근 스트레칭은 상당히 중요해서 여러 동작이 많지만 서서 간단하게 할 수 있는 이 동작이 대표적입니다. 확실히 하는 만큼 풀리면서 다리라인이 정리되고 슬림해지는 것을 경험하실 수 있습니다.

📍 추천장소
집, 일터, 움직이기 편한 장소 어디든

🕐 추천시간대
일어나자마자, 활동량이 많을 때, 운동 전후, 자기 전 틈틈이

↻ 운동횟수
(좌우 합쳐 1회) 총 3회 / 5~8초 내쉬기

📊 효능효과
① 대퇴사두근이 스트레칭 됩니다.
② 골반과 상체를 올곧게 펴주므로 바른 자세와 더 친해질 수 있습니다.
③ 하체가 슬림해집니다.

⚠ 주의사항
① 다리를 접을 때, 골반이 삐뚤어지지 않게 양쪽 골반 위치를 반드시 체크합니다.
② 두 다리가 서로 떨어지지 않도록 합니다.
③ 다리를 잡고 있는 팔, 어깨가 올라가지 않도록 양쪽 어깨 정렬을 체크합니다.

▶ 운동 순서

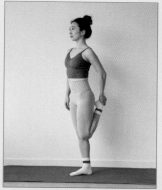

바르게 선 다음, 다리 하나를 뒤로 접어서 손으로 잡습니다. 내쉬는 호흡에 천천히 발을 당기면서 스트레칭합니다.

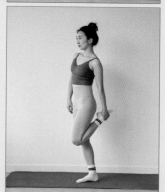

⚠ 주의

접은 다리의 무릎이 앞으로 빠지지 않습니다.
발을 잡은 팔 어깨가 내려가지 않습니다.

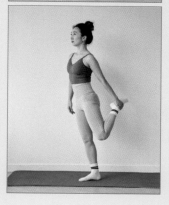

⚠ 주의

두 다리 사이를 벌리거나 뒤로 보내지 않습니다.

난이도 ★☆☆

09

생리 전후 골반 돌리기

생리 전에 서 있을 때마다 하면 좋고 생리 후 가벼워진 컨디션에도 하면 좋은 동작입니다. 천천히 움직이면서 골반의 움직임에 집중하면 어느새 통증과 불편함이 해소되는 경험을 하실 수 있습니다.

허리디스크가 있는 분들은 하지 않습니다.

● 추천장소
집, 일터 등 서서 움직이기 편한 장소

● 추천시간대
자기 전에, 생리통증이 느껴질 때

● 운동횟수
(좌우 합쳐 1회) 총 3회

● 효능효과
① 골반의 불편한 움직임을 해소해줍니다.
② 생리통증을 감소시킵니다.
③ 둔근이 강화됩니다.

⚠ 주의사항
① 무릎이 아닌 골반 전체가 움직이는 것입니다.
② 크게 돌리지 않아도 괜찮습니다. 집중해서 동그라미를 그리려고 노력합니다.
③ 상체나 허리가 같이 들썩이지 않도록 복부의 힘을 유지합니다.

▶ 운동 순서

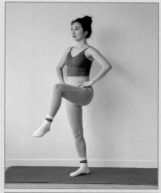

① 두 손을 허리에 얹어서 균형을 잡고 다리를
   들어 올립니다.

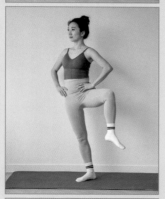

② 밖으로 돌릴 때는 허리가 따라 올라가지 않
   도록 합니다.

* 균형 잡기가 어려우면 의자, 유모차 등 잡을
   수 있는 것을 잡아 도움을 받습니다.

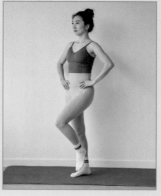

③ 허리와 상체가 함께 흔들리지 않도록 복부
   의 힘을 유지합니다.

10

난이도 ★☆☆

설거지 운동 ①

설거지할 때, 서 있는 두 다리가 가만히 쉬고 있다는 생각이 문득 들었습니다. 그래서 움직이게 된 동작이기 때문에 설거지 운동이라고 명칭하고 있습니다. 설거지할 때뿐만 아니라 서 있을 때 어디서든 가능한 매우 실용적인 동작이므로 꼭 숙지하시고 실천하시길 강력히 추천합니다.

허리디스크가 있는 분들은 시도하되,
통증이 느껴지면 반드시 멈추시기 바랍니다.

📍 추천장소
주방, 테이블, 놀이터, 대중교통 대기 시 등등 서 있는 곳마다

🕐 추천시간대
설거지할 때, 서서 무언가를 할 때 틈틈이

↻ 운동횟수
가능한 만큼

📊 효능효과
① 둔근이 강화되므로 허리를 보호하는 힘이 생깁니다.
② 서 있는 시간을 알차게 활용할 수 있습니다.
③ 척추기립근 정렬에 도움이 됩니다.

⚠ 주의사항
① 발끝에 힘을 풀고 움직입니다.
② 다리가 올라갈 때, 허리와 엉덩이가 함께 따라 올라가지 않도록 골반을 고정합니다.
③ 다리가 내려올 때, 철퍼덕 내려오지 않도록 복부의 힘을 유지해야 합니다.
④ 다리를 올리는 방향은 45도 대각선 바깥입니다.

▶ 운동 순서

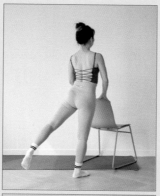

① 설거지할 때, 또는 의자나 벽, 유모차 등을 잡고서 내쉬는 호흡에 다리 하나를 45도 밖으로 올립니다.

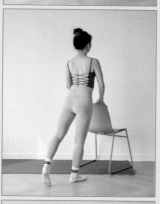

② 마시는 호흡에 가볍게 발끝만 내렸다가 다시 내쉬는 호흡에 다리를 올립니다. 둔근이 타이트해지는 것을 느끼면서 움직입니다.

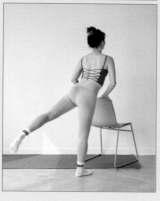

⚠ 주의

골반과 함께 움직이지 않습니다. 골반은 고정한 채 다리만 바깥으로 올립니다. 올바른 자세는 다리가 많이 올라가지 않습니다.

난이도 ★★☆

11

설거지 운동 ②

설거지 운동 ①에서 움직임 하나가 추가됩니다. 실제로 설거지할 때 하면 좋지만, 설거지에 집중이 안 되는 경우에는 벽, 테이블 등 무언가를 가볍게 잡고 움직이시면 둔근 강화에 더욱 더 집중하실 수 있습니다.

📍 추천장소
주방, 테이블, 놀이터, 벽

🕐 추천시간대
서 있을 때마다 틈틈이

↻ 운동횟수
(좌우 합쳐 1회) 총 3회

▥ 효능효과
① 둔근이 강화되어 힙업이 됩니다.
② 허리를 보호하는 근력이 생깁니다.
③ 척추기립근이 세워져 서 있는 자세가 꼿꼿하게 펴집니다.

⚠ 주의사항
① 설거지 운동 1의 마지막 단계에서 더 집중해서 동작을 진행합니다.
② 사물이나 벽을 짚을 때 체중을 싣지 않습니다.
③ 다리를 내릴 때, 철퍼덕 내리지 않도록 복부의 힘을 유지합니다.

▶ 운동 순서

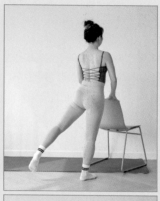

① 내쉬는 호흡에 다리를 45도 바깥으로 올립니다(설거지 운동 ①에서 시작).

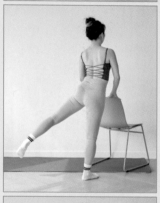

② 들어올린 다리를 바닥과 평행하게 밖으로 한 번 더 보내줍니다. 더 강하게 타이트해지는 둔근의 변화를 느껴봅니다.

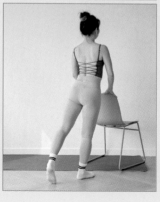

③ 마시는 호흡에 복부의 힘으로 천천히 발끝까지만 내리고 또 반복합니다.

난이도 ★☆☆

12

날개뼈 유산소

음악을 틀고 신나게 움직일 수 있는 동작 중 하나입니다. 전신 유산소 운동으로 온몸과 마음을 일깨워 주는 동작입니다. 지친 하루를 달래며 가벼운 홈트를 하듯이 서 있을 때마다 편안하게 움직이시면 아주 좋습니다.

📍 추천장소

집 안, 일터, 서 있는 곳곳마다

🕐 추천시간대

졸음이 밀려오는 한낮, 활동량이 많은 시간

↻ 운동횟수

(좌우 합쳐 1회) 총 8회×3세트

📊 효능효과

① 체력을 강화시킵니다.
② 전신 칼로리를 태웁니다.
③ 목, 어깨, 등, 허리의 긴장감을 해소해줍니다.

⚠️ 주의사항

① 팔을 앞뒤로 움직일 때마다 허리가 꺾이지 않도록 복부의 힘을 유지합니다.
② 무릎을 살짝 굽히면 강도가 낮고 많이 굽히면 강도가 높습니다. 컨디션에 맞추어 강도를 조절합니다.
③ 턱과 어깨가 경직되지 않도록 주의합니다.

▶ 운동 순서

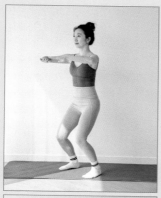

① 어깨너비보다 1.5배 넓게 벌리고 팔을 들어 무릎을 굽히면서 시작합니다.

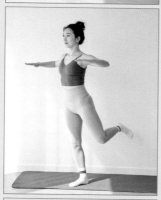

② 내쉬는 호흡에 팔을 뒤로 젖혀 견갑골이 가까워지도록 상체를 열어줍니다. 무릎은 펴면서 다리 하나를 뒤로 접습니다.

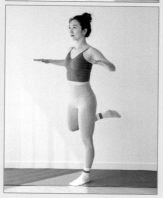

③ 반대쪽으로도 바로 진행합니다. 좌우 균형이 맞도록 팔, 보폭 등에 집중하면서 움직입니다.

난이도 ★★★

틈새운동 중에서는 강도가 높은 편입니다. 엉덩이와 허벅지가 탄탄해지는 하체 근력 운동으로써 땀을 흘리며 운동을 하고 싶은 분들께 강력히 추천합니다. 다른 여러 가벼운 동작을 먼저 하시고 이 운동을 메인으로 하신 후 스트레칭을 하시면 제대로 된 홈트가 완성될 것입니다.

허리디스크가 있는 분들은 하지 않습니다.

♀ 추천장소
다리를 뻗어 움직일 수 있는 공간

⏱ 추천시간대
활동량이 많은 낮, 자기 전에

↻ 운동횟수
(좌우 합쳐 1회) 총 8회×3세트

📊 효능효과
① 하체 근력을 강화합니다.
② 허리를 보호할 힘이 생깁니다.
③ 전신의 혈액순환과 함께 면역력을 길러줍니다.

⚠ 주의사항
① 지탱하는 앞발이 일자가 되도록 체크합니다.
② 발끝에 손이 닿지 않아도 괜찮습니다.
③ 허리가 둥글게 말리지 않도록 꼿꼿하게 세워서 움직입니다.

▶ 운동 순서

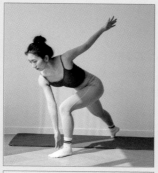

① 다리를 앞뒤로 멀리 뻗어서 내쉬는 호흡에 손이 바닥을 향합니다. 반대 팔은 하늘을 향해 올려서 허리를 꼿꼿하게 유지합니다.

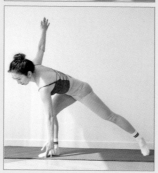

② 다음 내쉬는 호흡에 반대쪽도 진행하면서 느리지 않은 빠르기로 움직입니다.

올바른 자세

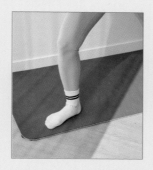

발목과 무릎이 일직선상에 오도록 지탱하는 다리의 위치를 체크합니다.

잘못된 자세

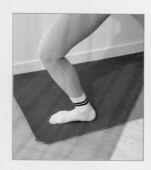

발가락이 밖을 향하지 않도록 합니다.

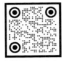

난이도 ★★☆

14
반달자세

옆구리살 빼기에 제격인 운동입니다. 반복할수록 옆구리가 찢어질 듯 아프지만 내쉬는 호흡으로 컨트롤을 하면서 반복을 하면 횟수 늘리는 것은 문제가 되지 않습니다. 그러나 횟수보다 한 번을 하더라도 정교하게 자세를 취하는 것이 중요하므로 집중하여 반복하시기 바랍니다.

 허리디스크가 있는 분들은 하지 않습니다.

📍 추천장소
서서 움직일 수 있는 공간, 거울로 나를 볼 수 있는 공간

🕐 추천시간대
시간 나는 대로 틈틈이

↻ 운동횟수
(좌우 합쳐 1회) 총 5회 / 5~8초 내쉬기

📊 효능효과
① 척추기립근에 도움을 줍니다.
② 상체를 올곧게 펴주므로 바른 자세와 더 친해질 수 있습니다.
③ 코어와 하체를 단련시켜줍니다.

⚠️ 주의사항
① 무리하지 않고 측굴합니다.
② 내려갈 때, 상체가 앞으로 쏠리지 않고 어깨가 올라가지 않습니다.
③ 내려가면서 내전근을 비롯해서 항문 속, 자궁 속까지 조이는 힘으로 측굴합니다.

▶ 운동 순서

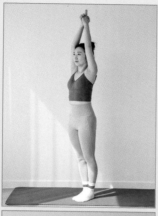

① 두 다리를 붙이고 엉덩이 속까지 조여서 하체를 고정합니다. 두 손은 권총 모양을 하여 고정하되, 어깨가 따라 올라가지 않도록 합니다.

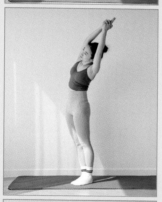

② 내쉬는 호흡에 하체 힘을 유지하면서 측굴합니다.

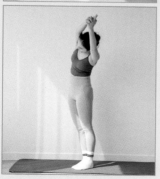

⚠ 주의

측굴할 때 앞으로 상체를 숙이지 않습니다. 등 뒤에 보이지 않는 벽에 기대었다는 느낌으로 옆으로 내려가도록 집중합니다.

난이도 ★★★

15

T자세

상당한 집중력을 필요로 하는 동작입니다. 균형감각도 필요하지만, 집중력의 차이에 따라 동작 완성도와 효능효과의 차이가 큽니다. 동작의 느낌만 알면 움직이기가 수월하니 틈틈이 하시면서 몸으로 느낌을 익히시면 좋습니다.

📍 추천장소
움직일 수 있는 공간, 조용한 공간

🕐 추천시간대
자기 전에

↻ 운동횟수
(좌우 합쳐 1회) 총 3회

📊 효능효과
① 척추 기립근에 도움을 줍니다.
② 균형감각과 집중력이 향상됩니다.
③ 전신의 근력이 강화됩니다.

⚠️ 주의사항
① 자세가 풀어지면 처음 순서부터 다시 차근차근 시작합니다.
② 뒤로 뻗은 다리의 골반이 들리지 않도록 좌우 골반의 균형을 맞추어줍니다.
③ 팔과 함께 어깨가 경직되지않도록 복부의 힘을 유지합니다.

▶ 운동 순서

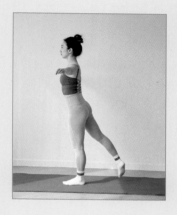

① 양팔 옆으로 나란히 한 후 다리 하나는 뒤로 보내고 무게중심을 앞다리에 싣습니다.

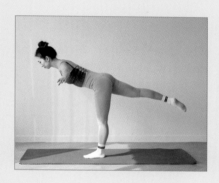

② 내쉬는 호흡에 집중하여 천천히 상체를 내리는 동시에 뒤로 뻗은 다리는 올립니다.

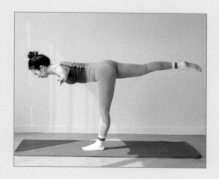

③ 골반이 나란히 바닥을 향하도록 복부의 힘으로 떨리는 몸을 컨트롤합니다.

난이도 ★★★

16

벽이 보이는 투명의자

복부의 힘 없이는 1초도 유지하기 어려운 동작입니다. 복부의 힘뿐만 아니라 하체의 힘도 매우 필요한 고강도 운동이기 때문에 출산 직후 여성과 무릎이 좋지 않으신 여성들은 피해주시고, 복근운동과 하체 단련이 필요하신 분들은 매일 틈틈이 하시길 권면합니다.

🧍 허리, 무릎이 안 좋은 분들은 하지 않습니다.

📍 추천장소
벽이 있는 실내

🕐 추천시간대
집중할 수 있는 가능한 시간대

🔄 운동횟수
1초부터 차근차근 시작

📊 효능효과
① 전신 근력이 증가합니다.
② 기초대사량이 향상됩니다.
③ 집중력과 인내심이 향상됩니다.

⚠️ 주의사항
① 무리하지 않고 천천히 않습니다.
② 허리가 뜨지 않도록 복부의 힘을 유지합니다.
③ 호흡하면서 하체와 복부에 집중하되, 할 수 있는 만큼만 합니다.

▶ 운동 순서

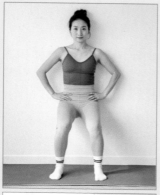

① 벽으로부터 두세 발 앞으로 선 후, 어깨보다 1.5배 넓게 벌립니다. 천천히 앉으면서 등이 벽에 기대질 수 있도록 내쉬는 호흡에 앉습니다.

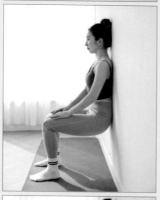

② 내전근에 들어오는 힘을 유지합니다.

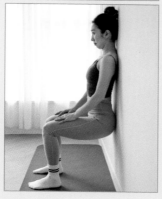

⚠ 주의

허리가 벽에서 뜨지 않도록 합니다. 아랫배를 살짝 벽 쪽으로 밀어주어야 합니다.

난이도 ★★★

17

벽이 안 보이는 투명의자

상당히 고강도 운동이지만 꼭 필요하신 분들을 위해 소개합니다. 전신 근력뿐만 아니라 균형감각, 집중력이 무조건 필요하므로 종합운동이라고 할 수 있습니다. 가능한 만큼만 자세를 유지함으로써 내 몸의 감각을 구석구석 깨워주시기 바랍니다.

 허리디스크가 있는 분들은 하지 않습니다.

📍 추천장소
집중할 수 있는 장소

🕐 추천시간대
집중할 수 있는 시간, 자기 전에

♻ 운동횟수
가능한 만큼/앉는 것이 힘들면 뒤꿈치를 들고 선 자세에서 가능한 만큼만 유지

📊 효능효과
① 전신 근력을 강화해줍니다.
② 코어와 하체의 균형을 돕습니다.
③ 지구력과 집중력이 향상되고 면역력을 높여줍니다.

⚠ 주의사항
① 두 발이 11자가 되도록 체크합니다.
② 마시는 호흡에 뒤꿈치를 들었을 때 서로 벌어지지 않도록 합니다.
③ 무릎을 굽히며 내려갈 때, 뒤꿈치를 최대한 들어서 부상을 방지합니다.

▶ 운동 순서

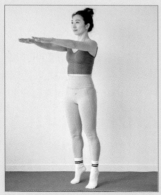

① 두 발을 11자로 유지한 상태에서 두 팔을 앞으로 뻗습니다. 마시는 호흡에 뒤꿈치를 들어 올립니다.

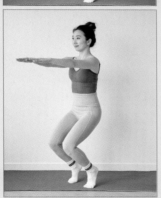

② 내쉬는 호흡에 무릎을 11자로 유지하면서 뒤꿈치를 계속 올리며 천천히 앉습니다.

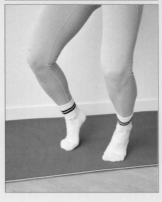

⚠ 주의

무릎과 뒤꿈치가 밖으로 벌어지지 않도록 복부의 힘으로 컨트롤 합니다.

난이도 ★☆☆

18

씰룩쌜룩 드라이어

대표적인 틈새운동 중 하나입니다. 서서 드라이어를 하는 경우, 설거지할 때처럼 가만히 서 있는 하체를 움직이자는 취지입니다. 그러므로 어떠한 동작이든 무관하지만 특히 이 동작은 매우 간단하고 리드미컬하기 때문에 드라이어를 하는 데 방해되지 않고 단순하게 움직여줄 수 있는 특장점이 있습니다.

음악에 맞추어서 하면 좋습니다.

📍 추천장소
화장대, 화장실, 드레스룸 등 드라이어 하는 공간

🕐 추천시간대
드라이어 하는 시간, 그 외에 상체만 쓰고 하체가 가만히 있는 시간

↻ 운동횟수
드라이어 하는 동안 편안하고 자유롭게

📊 효능효과
① 칼로리를 태워줍니다.
② 체온을 높여 면역력 향상에 도움이 됩니다.
③ 운동할 시간이 부족한 날, 틈새운동으로 적합합니다.

⚠️ 주의사항
① 화장실인 경우, 미끄러운 바닥에서 안전하게 움직입니다.
② 신나게 씰룩쌜룩 움직이시면 됩니다.

▶ 운동 순서

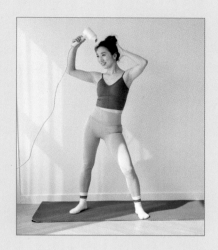

① 두 다리는 어깨너비 두 배로 벌려 안전하고 편안하게 섭니다.

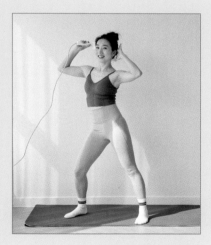

② 한 박자, 한 박자씩 골반을 좌우로 움직여줍니다.

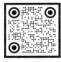

난이도 ★☆☆

19

리드미컬 팔운동

짧게 스쿼트를 하면서 팔을 멀리 뻗어 옆구리까지 시원하게 해주는 가벼운 전신 유산소 운동입니다. 이 동작 또한 리듬감 있게 한 박자씩 동작을 취하면서 움직이면 즐겁게 횟수를 늘려가면서 운동을 할 수 있습니다.

📍 추천장소
집 안, 일터, 서 있는 곳곳마다

🕐 추천시간대
졸음이 밀려오는 한낮, 활동량이 많은 시간

↻ 운동횟수
(좌우 합쳐 1회) 총 8회×3세트

📊 효능효과
① 체력을 강화시킵니다.
② 전신 칼로리를 태웁니다.
③ 상체의 긴장감을 해소시켜줍니다.

⚠ 주의사항
① 팔을 뻗을 때, 상체가 앞으로 쏠리지 않습니다.
② 무릎을 굽히는 정도로 강도를 조절합니다.

▶ 운동 순서

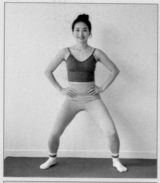

① 두 다리를 어깨너비 1.5배 정도 벌리고 무릎을 살짝 굽혀서 시작합니다.

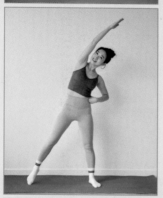

② 내쉬는 호흡에 무릎을 펴면서 팔을 높이 뻗습니다.

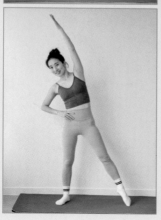

③ 반대로 동일하게 팔다리를 멀리 뻗습니다.

20

난이도 ★☆☆

팔다리 X로 만나기

서서 하는 복부운동 중 하나입니다. 낮은 강도의 동작을 반복하면 작은 물방울이 모여 시내를 이루듯 결과적으로는 효과가 큰 전신 운동이라 할 수 있습니다. 복부와 함께 허벅지와 엉덩이 근육도 탄탄하게 자극을 받는 느낌을 반드시 느껴보시기 바랍니다.

 허리디스크가 있는 분들은 하지 않습니다.

📍 추천장소
팔과 다리를 뻗을 수 있는 공간

🕐 추천시간대
움직이기 가능한 시간 언제든지

↻ 운동횟수
(좌우 합쳐 1회) 총 8회×3세트

📊 효능효과
① 복부를 탄탄하게 만들어줍니다.
② 팔다리의 유연성 및 하체 근력이 향상됩니다.
③ 신진대사를 촉진시키고 기초대사량이 향상됩니다.

⚠ 주의사항
① 허리 반동이 없어야 합니다.
② 팔다리가 정확히 만나지 않아도 되므로, 등을 동그랗게 말지 않습니다.
③ 반드시 복부의 수축으로 팔다리가 만나게 합니다.

▶ 운동 순서

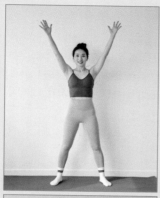

① 팔다리를 X자로 벌려 편하게 섭니다.

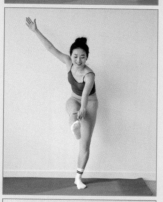

② 내쉬는 호흡에 복부를 수축하면서 팔과 반대 다리가 만납니다.

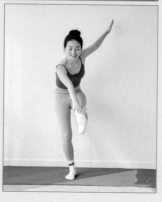

③ 반대도 동일하게 움직입니다. 팔과 다리가 만나지 않아도 괜찮으니 복부 수축의 힘으로 움직입니다.

난이도 ★☆☆

21

두 손 허벅지 아래

이 동작 또한 서서 하는 복부운동입니다. 복부가 수축되는 힘으로 다리가 끌어올려져야 하는 섬세한 운동입니다. 복부의 수축 없이 다리를 독립적으로 올리게 되면 다리 운동으로 변형이 될 수 있으니 복부에 집중해서 제대로 된 움직임으로 탄탄한 복부를 만들어보시기 바랍니다.

 허리디스크가 있는 분들은 하지 않습니다.

📍 추천장소
움직임이 가능한 장소 어디든지

🕐 추천시간대
가능한 시간대 언제든지

⟳ 운동횟수
(좌우 합쳐 1회) 총 8회×3세트

📊 효능효과
① 복부를 탄탄하게 만들어줍니다.
② 신진대사를 촉진시킵니다.
③ 기초대사량이 향상됩니다.

⚠ 주의사항
① 두 손이 만날 때, 상체를 많이 숙이지 않습니다.
② 복부가 수축되는 힘으로 다리가 끌어올려지도록 다리 힘은 풀어줍니다.
③ 두 손이 만나지 않아도 되므로, 허리 반동 없이 팔을 움직입니다.

▶ 운동 순서

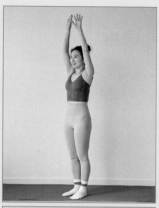

① 다리를 편하게 위치하고 두 팔을 위로 올립니다.

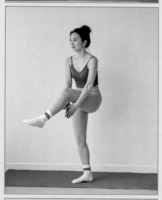

② 내쉬는 호흡에 복부를 수축하면서 다리가 끌어올려집니다. 발끝까지 힘을 풀어줍니다.

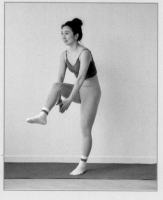

③ 다시 시작 동작으로 가는 과정에서 허리 반동 없이 팔을 올립니다. 내쉬는 호흡에 복부 수축과 함께 다리가 들어올려집니다.

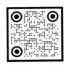
난이도 ★☆☆

22

제기차기

복부가 탄탄해짐과 동시에 골반이 자극받는 운동입니다. 반복될수록 다리가 무거워지면서 골반도 무겁게 느껴지는 시기가 오는데 호흡과 함께 컨트롤하면서 진행을 하시면 코어와 하체가 탄탄해지는 효과를 보실 수 있을 것입니다. 서 있을 때 가능한 한 자주 틈새운동을 실천해보시기 바랍니다.

📍 추천장소
움직임이 가능한 장소 어디든지

🕐 추천시간대
가능한 시간대 언제든지

↻ 운동횟수
(좌우 합쳐 1회) 총 8회×3세트

📊 효능효과
① 복부를 탄탄하게 만들어줍니다.
② 골반 유연성이 향상합니다.
③ 기초대사량이 증가하며 체력이 향상됩니다.

⚠ 주의사항
① 팔다리를 가볍게 움직여줍니다.
② 손이 발 안쪽을 터치하도록 집중합니다.
③ 허리 반동이 없어야 합니다.

▶ 운동 순서

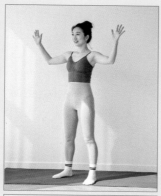

① 두 다리는 어깨너비만큼 벌리고 두 팔은 팔 꿈치를 접어서 들어줍니다.

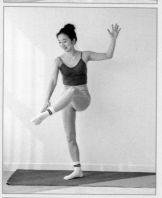

② 내쉬는 호흡에 복부를 수축하면서 손으로 발 안쪽을 터치합니다.

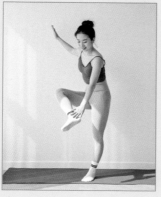

③ 다시 시작 동작으로 가는 과정에서 허리 반 동 없이 팔을 들었다가 내쉬는 호흡에 복부 수축과 함께 발 안쪽을 터치합니다.

난이도 ★☆☆

23
서서 팔뚝살 빼기

서서 하는 가벼운 전신 유산소 운동 중 하나입니다. 자칫하면 지루할 수 있는 강도가 낮은 동작이므로 음악을 틀어놓고 신나게 움직여주시면 효과를 두세 배 보실 수 있습니다. 반복될수록 아파오는 팔을 호흡으로 컨트롤하면서 전신이 활기를 띠고 팔 라인이 다듬어지는 효과를 반드시 느껴보시기 바랍니다.

📍 추천장소
움직임이 가능한 장소 어디든지

🕐 추천시간대
가능한 시간대 언제든지

↻ 운동횟수
(좌우 합쳐 1회) 총 10회×3세트

📊 효능효과
① 팔라인이 살아납니다.
② 신진대사를 촉진하며 기초대사량이 올라갑니다.
③ 체력이 향상되면서 몸이 가벼워지는 것을 느낄 수 있습니다.

⚠ 주의사항
① 팔이 점점 더 내려가지 않도록 합니다.
② 복부의 힘을 유지하면서 움직입니다.
③ 허리 반동이 없어야 합니다.

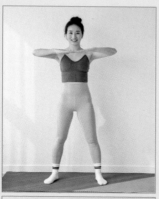

① 두 다리는 어깨너비보다 1.5배 넓게 벌려서 안정적으로 서고, 두 팔은 가슴 위로 접습니다.

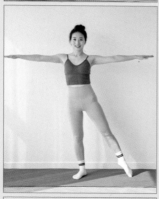

② 내쉬는 호흡에 두 팔과 한쪽 다리를 동시에 밖으로 뻗습니다.

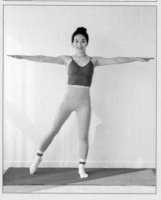

③ 다시 시작 동작으로 가는 과정에서 허리 반동 없이 두 팔을 접었다가 내쉬는 호흡에 팔과 다리를 뻗습니다.

난이도 ★★☆

24

펀치 날리기

가볍게 할 수 있는 전신 유산소 운동입니다. 음악에 맞추어 사진처럼 팔을 앞으로 뻗어도 좋고, 위아래로 변형해서 뻗어도 좋으며, 점프를 하면서 빠르게 움직여도 좋습니다. 신나게 움직이면서 땀도 빼고 스트레스도 날려버리시면 더없이 좋겠습니다.

📍 추천장소
움직임이 가능한 장소 어디든지

🕐 추천시간대
가능한 시간대 언제든지

🔄 운동횟수
(좌우 합쳐 1회) 총 10회×5세트

📊 효능효과
① 스트레스가 해소됩니다.
② 신진대사를 촉진하며 기초대사량이 올라갑니다
③ 몸과 마음이 가벼워짐을 느낄 수 있습니다.

⚠ 주의사항
① 동작에 구애받지 않고 편하게 움직이는 것이 가장 중요합니다.
② 팔을 뻗을 때, 집중해서 멀리 뻗으면 운동효과가 더 커집니다.

▶ 운동 순서

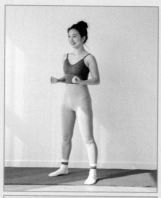

① 팔다리를 편안하게 준비합니다.

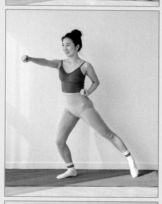

② 내쉬는 호흡에 팔과 반대 다리를 뻗습니다.

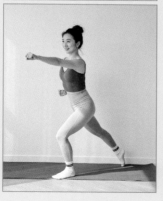

③ 다리는 45도 밖으로 뻗습니다. 팔은 자유롭게 뻗습니다.

난이도 ★★★

25

킥 날리기

복부의 힘으로 균형을 잡아야 하는 쉽지만은 않은 동작입니다. 킥 높이에 따라 강도조절이 되므로 무리하지 않는 선에서 다리를 올려 차면 되겠습니다. 이 운동도 음악에 맞추어 움직이면 좋습니다. 음악 빠르기에 따라 킥 높이가 달라지니 강도도 덩달아 달라지는 것이므로 이왕 운동하시는 거, 여러 빠르기의 음악에 맞추어서 움직여보시길 강력히 추천합니다.

📍 추천장소
움직임이 가능한 장소 어디든지

🕐 추천시간대
가능한 시간대 언제든지

↻ 운동횟수
가능한 만큼만

📊 효능효과
① 균형감각을 길러줍니다.
② 둔근과 복근에 좋은 자극을 줍니다.
③ 성취감을 느낄 수 있습니다.

⚠ 주의사항
① 무리하지 않고 킥합니다.
② 킥할 때 중심을 잘 잡아 안전하게 합니다.

▶ 운동 순서

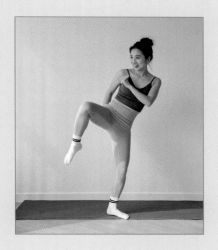

① 편안하게 시작 자세를 준비합니다.

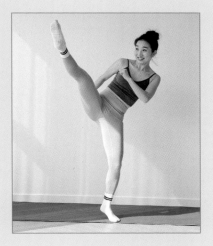

② 내쉬는 호흡에 복부의 힘으로 킥합니다.

난이도 ★★☆

26
잡아당기기

헬스장에서 할 수 있는 운동 중 하나인데 이 책에서는 바쁜 엄마들이 지금 바로 맨몸으로(소도구 포함) 움직일 수 있는 틈새운동을 소개하므로 이 동작 역시 맨몸으로 합니다. 복부의 수축과 이완을 반복하면서, 천천히 해주시면 전신 유산소 운동의 매력에 빠지실 수 있습니다.

📍 추천장소
움직임이 가능한 장소 어디든지

🕐 추천시간대
가능한 시간대 언제든지

🔄 운동횟수
(좌우 합쳐 1회) 총 8회×3세트

📊 효능효과
① 복부를 탄탄하게 만들어줍니다.
② 가슴과 등 근육을 탄탄하게 만들어줍니다.
③ 신진대사를 촉진시키며 기초대사량이 올라갑니다

⚠ 주의사항
① 팔다리가 만날 때, 허리 반동을 쓰지 않습니다.
② 내쉬는 호흡에 복부가 수축되도록 집중합니다.
③ 등을 많이 구부리지 않습니다.

▶ 운동 순서

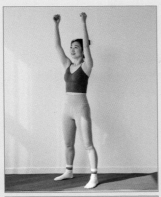

① 계란을 잡은 듯 주먹을 살짝 쥐고 두 팔을 올려서 편안하게 준비를 합니다.

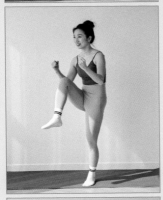

② 내쉬는 호흡에 두 손으로 무언가를 당기듯이 팔다리가 만납니다.

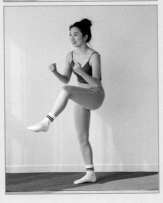

③ 다시 시작 동작으로 가는 과정에서 허리 반동 없이 동작을 이어 갑니다.

두 팔 위로 스쿼트

난이도 ★★★

기본 스쿼트가 힘든 분들을 위한 변형 동작입니다. 팔을 올리는 박자에 한 박자 쉬어가며 전신 운동이 되도록 비교적 강도를 낮게 변형했습니다. 기본 스쿼트를 하시다가 한계에 다다르면 이렇게 변형해주셔도 좋습니다. 일상에서 잘 활용하시기 바랍니다.

📍 추천장소
움직임이 가능한 장소 어디든지

🕐 추천시간대
가능한 시간대 언제든지

↻ 운동횟수
총 8회×3세트

📊 효능효과
① 하체 근력을 향상해 줍니다.
② 면역력이 향상됩니다.
③ 기초대사량이 증가합니다.

⚠ 주의사항
① 팔을 올렸을 때, 엉덩이가 뒤로 빠져서 허리가 과하게 꺾이지 않도록 합니다.
② 다리를 펴면서 항문 속, 자궁 속, 내전근까지 조여줍니다.
③ 강도가 있으므로 무리하지 않습니다.

▶ 운동 순서

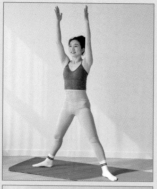

① 두 다리는 어깨너비 두 배로 벌리고 두 손을 위로 들어서 동작을 시작합니다.

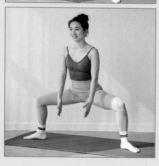

② 내쉬는 호흡에 허리는 꼿꼿하게 세우고 팔을 아래로 내리며 스쿼트를 합니다. ①로 돌아가 반복합니다.

올바른 자세

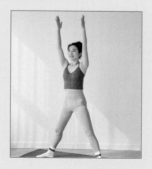

팔을 위로 올리고 다리를 펴면서 항문 속, 자궁 속, 내전근을 조여줍니다.

잘못된 자세

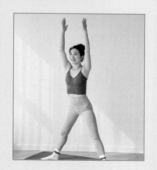

엉덩이가 뒤로 빠져서 허리가 과하게 꺾이지 않도록 복부에 힘을 풀지 않습니다.

난이도 ★★☆

대표적인 전신 유산소 운동입니다. 개인적으로 저는 회원들에게 운동하기 귀찮을 때 목도리
도마뱀만이라도 하시라고 권면을 합니다. 그만큼 척추기립근, 복부, 하체 등 전신 어느 곳 하
나 운동이 안 되는 곳이 없다고 생각을 하기 때문입니다. 통증이 없는 한, 언제든 어디서든
틈틈이 해주시면 좋습니다.

허리, 무릎, 고관절이 안 좋은 분들은 하지 않습니다.

📍 추천장소
움직임이 가능한 장소 어디든지

🕐 추천시간대
가능한 시간대 언제든지

⟳ 운동횟수
(좌우 합쳐 1회) 총 20회×3세트

📊 효능효과
① 체력이 좋아집니다.
② 코어가 탄탄해집니다.
③ 옆구리, 허벅지가 슬림하게 다듬어집니다.

⚠ 주의사항
① 무리하지 않고 횟수를 늘려갑니다.
② 내려갈 때, 상체가 앞으로 쏠리지 않습니다.
③ 복부가 수축되는 힘으로 다리가 들려져야 합니다.

▶ 운동 순서

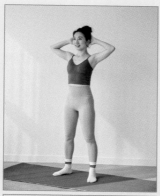

① 어깨너비로 다리를 벌리고 두 손은 머리 뒤에 얹습니다.

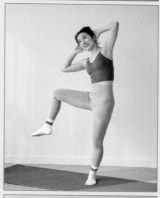

② 내쉬는 호흡에 측굴하면서 복부 수축의 힘으로 다리가 들어올려집니다.

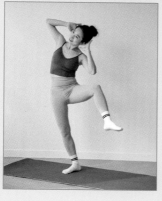

③ 상체가 많이 내려가지 않아도 되는 것이므로, 앞으로 쏠리지 않도록 측굴에 집중합니다.

29

제자리 달리기

난이도 ★★☆

하체 단련에 매우 좋은 운동입니다. 음악을 틀고 실제로 뛰듯이 박자에 맞추어 움직이면 땀도 더 나고 효과도 더 뛰어납니다. 한쪽 방향씩 동작을 하기 때문에 뛸 필요가 없어서 층간소음에도 전혀 문제가 없는 운동입니다. 틈틈이 자주 하셔서 우리에게 정말 중요한 하체를 단련하시길 바랍니다.

📍 추천장소
움직임이 가능한 장소 어디든지

🕐 추천시간대
가능한 시간대 언제든지

↻ 운동횟수
각각 20회×3세트

📊 효능효과
① 코어의 힘이 향상됩니다.
② 허벅지 전체, 둔근 전체가 탄탄해집니다.
③ 신진대사를 촉진시키며 기초대사량이 올라갑니다.

⚠ 주의사항
① 무게중심은 앞쪽 다리입니다.
② 빠르기로 강도조절을 해서 나의 컨디션에 맞게 움직입니다.
③ 허리를 꼿꼿하게 세워야 합니다.

▶ 운동 순서

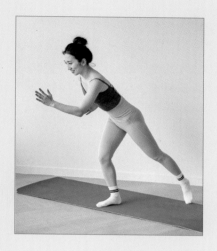

① 팔다리를 반대로 뻗어서 준비합니
다. 앞 무릎은 살짝 굽힙니다.

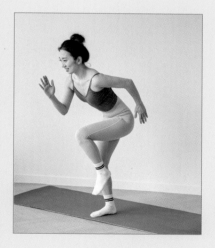

② 호흡하면서 복부와 앞다리 무게중
심의 힘으로 한쪽 팔과 한쪽 다리만
움직입니다.

난이도 ★☆☆

30

계단 종아리 스트레칭

계단, 턱 등에 발을 반만 걸치고 뒤꿈치가 땅에 닿지 않으면 무조건 가능한 틈새운동입니다. 또한, 걷기, 달리기 후에 바로 그 자리에서 종아리를 풀어줄 수 있는 간단한 스트레칭이므로 몸에 익혀두시면 좋습니다.

📍 추천장소
이동 시 또는 대기 중에 계단에서, 놀이터 또는 도로 가장자리 턱에서

🕐 추천시간대
가능한 시간대 언제든지

↻ 운동횟수
가능한 만큼 틈틈이

📊 효능효과
① 종아리 근육을 풀어줍니다.
② 하체 후면 전체가 스트레칭 됩니다.
③ 틈틈이 움직임이 가능한 초간단 동작입니다.

⚠ 주의사항
① 안전하게 움직입니다.
② 발 중간까지 걸쳐야 가능합니다. 발가락만 걸치면 위험합니다.

▶ 운동 순서

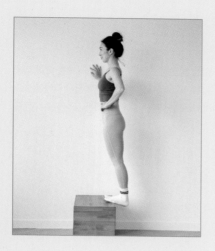

① 계단 위에 발 반만 걸쳐 올라갑니다.

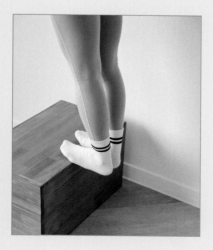

② 내쉬는 호흡에 뒤꿈치를 바닥으로 꾹 눌러줍니다. 다리 하나씩 해도 좋습니다.

난이도 ★☆☆

31
놀이터 스트레칭

계단 말고도 난간이나 시소, 그네 울타리, 미끄럼 계단 등 허리나 허벅지까지 오는 곳에 다리를 올려놓고 간단하게 스트레칭하는 방법입니다. 방해되지 않는 상황에서 잠시 다리를 올려 스트레칭을 하는 그야말로 틈새운동입니다. 눈으로는 아이들을 보고 몸은 움직여주시면 육아하면서도 알차게 운동할 수 있습니다.

📍 추천장소
시소, 그네 울타리, 미끄럼 계단 등 다리를 올릴 수 있는 공간

🕐 추천시간대
놀이 시간, 그 밖에 틈틈이

↻ 운동횟수
가능한 만큼

📊 효능효과
① 하체 스트레칭에 탁월합니다.
② 타이트한 골반을 부드럽게 해줍니다.
③ 틈새운동으로 시간을 절약할 수 있습니다.

⚠ 주의사항
① 무리하지 않습니다.
② 접은 무릎을 바깥으로 향합니다.

▶ 운동 순서

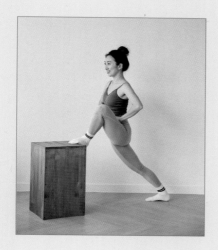

① 다리 하나를 올립니다.

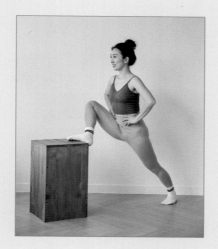

② 내쉬는 호흡에 골반을 지그시 눌러
   줍니다.

누워서 하는 운동 23가지

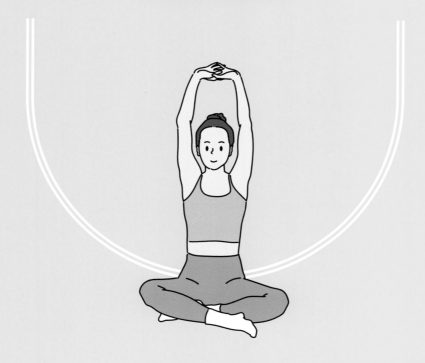

난이도 ★☆☆

01

다리 4자

누워서 하체를 풀어주기에 좋은 동작 중 하나입니다. 타이트한 허벅지와 바깥 엉덩이를 유연하게 해줌으로써 가동범위가 넓어지는 경험을 하실 수 있습니다. 누워 있으면 바로 쉽게 취할 수 있는 자세이므로 강력히 추천합니다.

 허리디스크가 있는 분들은 하지 않습니다.

📍 추천장소
집 안, 누울 수 있는 공간(푹신한 침대가 아닌, 얇은 이불 또는 매트를 깔고)

🕐 추천시간대
자기 전에, 운동 전후

↻ 운동횟수
(좌우 합쳐 1회) 총 3회 / 5~8초 내쉬기

📊 효능효과
① 하체의 유연성을 증가시켜줍니다.
② 하체의 가동범위가 넓어집니다.
③ 하루의 피로를 풀어줍니다.

⚠ 주의사항
① 손가락 깍지를 끼기가 어려우면 수건이나 밴드를 잡으면 편리합니다.
② 무릎을 당길 때, 무릎의 위치는 같은 방향의 가슴입니다.
③ 무릎을 당길 때, 턱을 당기면서 날개뼈가 바닥에 밀착되도록 합니다.

▶ 운동 순서

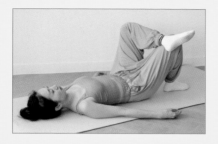

① 편하게 누워 다리 하나를 반대 무릎에 올립니다.

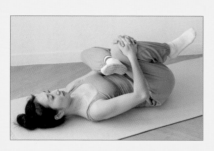

② 다리 사이로 손을 넣어 무릎 위에 깍지를 끼고 내쉬는 호흡에 지긋이 당겨줍니다.

* 깍지를 끼기가 어려우면 밴드 또는 수건을 잡고 하시면 좋습니다.

올바른 자세

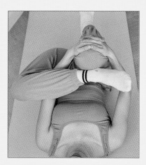

무릎이 같은 방향 가슴으로 당겨집니다. 턱은 당기고 견갑골은 바닥에서 떨어지지 않도록 합니다.

잘못된 자세

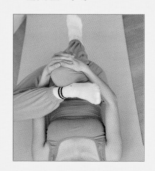

무릎이 중앙으로 당겨지면 효과가 떨어집니다. 턱을 들지 않습니다. 반드시 당겨줍니다.

02

굿모닝 기지개

난이도 ★☆☆

아침 기상 후 반드시 해야 할 동작입니다. 기지개는 반드시 우리 일상에 습관이 되어야 하며 수시로 해주면 더욱 좋습니다. 누워서 뿐만 아니라 앉아서도 가능한 기지개 켜기는 하루의 스위치를 켜는 것이라고 인지하시면서 꼭 숙지하시기 바랍니다.

📍 추천장소
침대, 누워 있는 곳마다(푹신한 침대가 아닌, 얇은 이불 또는 매트를 깔고)

🕐 추천시간대
일어나자마자, 누워 있을 때마다

🔄 운동횟수
가능한 만큼 자주

📊 효능효과
① 척추기립근이 올바르게 펴집니다.
② 혈액순환을 촉진시킵니다.
③ 자는 동안 경직된 근육을 일깨워줍니다.

⚠️ 주의사항
① 어깨가 경직되지 않을 만큼 깍지를 낍니다.
② 내쉬는 호흡으로 기지개를 켭니다.

▶ 운동 순서

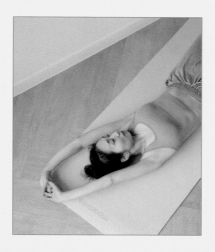

① 깍지를 끼고 내쉬는 호흡에 온몸을
길게 확장시켜줍니다.

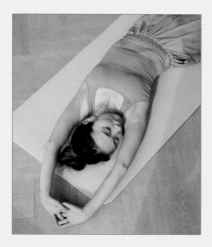

② 내쉬는 호흡에 허리를 중심으로 상
하체를 좌우로 움직입니다.

난이도 ★☆☆

03

등허리 스트레칭

누워 있을 때마다 하기 좋은 대표적인 틈새운동입니다. 아주 간단하면서도 쉽고 효과도 큰 동작입니다. 평소 바른 자세를 취할 수 있도록 도와주기도 하고, 무엇보다 기상 전후에 온몸을 깨워주고 풀어주는 동작이므로 틈나는 대로 자주 하시길 권면합니다.

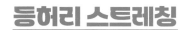 허리디스크가 있는 분들은 하지 않습니다.

📍 추천장소
집 안, 누울 수 있는 장소(푹신한 침대가 아닌, 얇은 이불 또는 매트를 깔고)

🕐 추천시간대
아침에 일어나자마자, 운동 전후, 자기 전에

↻ 운동횟수
(좌우 합쳐 1회) 총 3회 / 5~8초 내쉬기

📊 효능효과
① 혈액순환을 촉진시킵니다.
② 상하체 전신을 부드럽게 풀어줍니다.
③ 허리의 유연성을 길러줍니다.

⚠ 주의사항
① 트위스트할 때, 어깨가 바닥에서 떨어지지 않도록 합니다.
② 트위스트하는 동안 허리에 들어간 힘을 풀어줍니다.
③ 도움을 받고자 무릎을 누르는 손의 힘은 약하고 부드러워야 합니다.

▶ 운동 순서

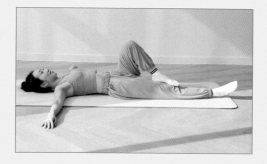

① 양팔은 옆으로 나란히, 손바닥은 바닥을 향합니다. 다리는 접어서 반대 다리 무릎 위에 발바닥을 올립니다.

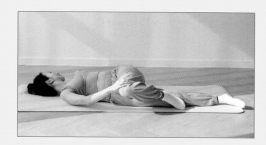

② 내쉬는 호흡에 하체가 내려가는데, 손으로 무릎을 지그시 눌러서 스트레칭에 도움을 받는 방법도 있습니다.

올바른 자세

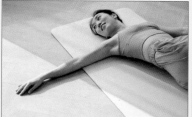

잘못된 자세

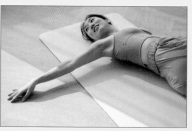

어깨가 바닥에서 떨어지지 않는 범위 안에서 다리가 내려갑니다.

난이도 ★☆☆

04

가스 빼기

힐링 요가 동작 중 가스 빼기 효과로 대표적인 동작입니다. 상당히 간단한 동작이므로 소화가 안될 때 뿐만 아니라, 누워 있을 때마다 습관처럼 움직여주시면 많은 도움을 받으실 수 있습니다.

𝄞 허리디스크가 있는 분들은 하지 않습니다.

📍 추천장소
집 안, 침대, 누울 수 있는 공간(푹신한 침대가 아닌, 얇은 이불 또는 매트를 깔고)

🕐 추천시간대
일어나자마자, 식후에 소화불량으로 불편한 때, 자기 전

↻ 운동횟수
(좌우 합쳐 1회) 총 3회 / 5~8초 내쉬기

📊 효능효과
① 소화불량, 가스로 인한 복통을 해소해줍니다.
② 골반 및 하체를 부드럽게 도와줍니다.
③ 체내 순환으로 인해 피로회복에 도움이 됩니다.

⚠️ 주의사항
① 무릎을 당길 때, 어깨가 경직되어 따라 올라가지 않습니다.
② 내쉬는 호흡과 함께 부드럽고 천천히 당겨주어야 합니다.
③ 발끝까지 힘을 풀어줍니다.

▶ 운동 순서

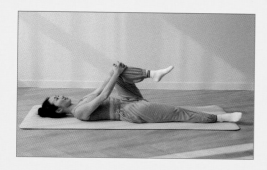

① 편안하게 누워 한쪽 다리는 펴고 반대 다리는 무릎을 접어 두 손으로 잡습니다.

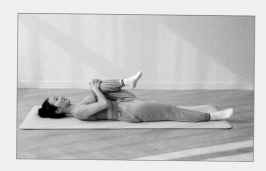

② 내쉬는 호흡에 무릎을 가슴 쪽으로 지긋이 당겨줍니다. 발끝까지 자연스럽게 힘을 풀어줍니다.

자전거 타기

난이도 ★☆☆

복부 힘이 없이 움직이면 효과가 없는, 정확한 힘을 요구하는 동작으로서 복부 힘을 단련시켜 주는 전신 유산소 운동입니다. 해보시면 아시겠지만, 결코 쉽고 가벼운 동작이 아닙니다. 하지만 매일 꾸준히 해주시면 복부가 탄탄해지는 효과를 얻으실 수 있습니다.

📍 추천장소
집 안, 누울 수 있는 공간(푹신한 침대가 아닌, 얇은 이불 또는 매트를 깔고)

🕐 추천시간대
온종일 틈틈이

⟳ 운동횟수
가능한 만큼 자주

📊 효능효과
① 복부의 힘을 길러줍니다.
② 하체를 강화시켜줍니다.
③ 전신 칼로리를 태워줍니다.

⚠ 주의사항
① 한 바퀴 돌릴 때마다, 복부의 힘이 유지되어야 합니다.
② 턱은 당기고 어깨의 힘은 풀어줍니다.
③ 동그라미를 정확히 그리기 위해 집중합니다.

▶ 운동 순서

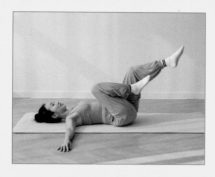

① 양팔은 옆으로 나란히 뻗어 고정하고 턱은 당깁니다.

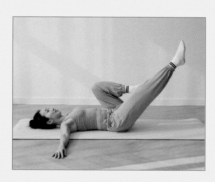

② 편안히 호흡을 마시고 내쉬면서 두 다리로 큰 원을 그립니다.

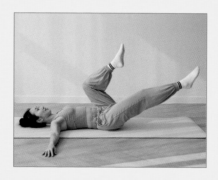

③ 한 바퀴 돌릴 때마다 상체가 들썩이지 않도록 복부의 힘을 유지합니다.

난이도 ★★☆

44사이즈 만들기

출산 직후 회복을 위해 누워서 하기 좋은 대표적인 동작입니다. 밴드, 수건을 이용하면 좋고, 없으면 손바닥으로 도움을 받아도 충분합니다. 집중력도 동시에 필요한 효과가 큰 동작이므로 여성이라면 무조건 숙지하시는 것이 좋습니다.

🗨 허리디스크가 있는 분들은 서서 하시면 좋습니다.

📍 추천장소
집 안, 침대, 누울 수 있는 공간(푹신한 침대가 아닌, 얇은 이불 또는 매트를 깔고)

🕐 추천시간대
가능한 한 틈틈이

↻ 운동횟수
가능한 만큼 자주 / 5~8초 내쉬기

📊 효능효과
① 산후 벌어진 흉곽이 제자리를 찾습니다.
② 집중력이 향상됩니다.
③ 호흡이 안정됩니다.

⚠ 주의사항
① 내쉬는 호흡에 턱과 어깨가 경직되지 않도록 합니다.
② 손바닥으로 흉곽을 누를 때 반드시 부드럽고 약한 힘으로 눌러줍니다.
③ 폐활량을 늘린다는 생각으로 호흡에 집중합니다.

▶ 운동 순서

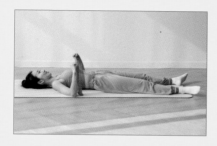

① 가슴 아래 흉곽에 밴드를 위치시켜
　두 손으로 잡습니다.

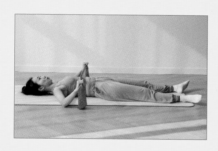

② 내쉬는 호흡에 턱과 어깨를 릴렉스
　하며 천천히 밴드를 당깁니다.

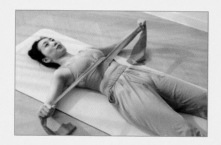

③ 밴드 위치에 수건으로 대체 가능하
　며 손바닥을 올리셔도 좋습니다.

난이도 ★★☆

07
허리 붙이기

출산 직후, 복부의 힘을 길러야 하는 분들과 복부 힘이 필요하신 분들께 강력히 추천하는 동작입니다. 복근운동이 많지만, 이 동작은 호흡과 함께 누워서 정적으로 하는 동작이므로 자유롭게 움직이기 힘들 때 많이 하시면 좋은 동작입니다.

허리디스크가 있는 분들은 하지 않습니다.

📍 추천장소
집 안, 누울 수 있는 공간(푹신한 침대가 아닌, 얇은 이불 또는 매트를 깔고)

🕐 추천시간대
자기 전에, 누워 있을 때마다 틈틈이

↻ 운동횟수
가능한 만큼 / 5~8초 내쉬기

📊 효능효과
① 코어의 힘이 단련됩니다.
② 집중력이 향상됩니다.
③ 척추기립근이 바르게 정렬됩니다.

⚠ 주의사항
① 내쉬는 호흡에 턱과 어깨를 릴렉스합니다.
② 반드시 호흡에 집중합니다.

▶ 운동 순서

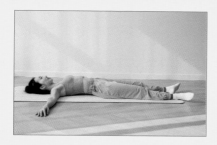

① 편안하게 눕습니다.

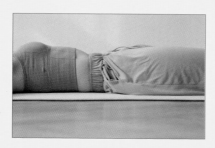

② 내쉬는 호흡에 어쩔 수 없이 떠 있는 허리를 바닥으로 지그시 눌러줍니다.

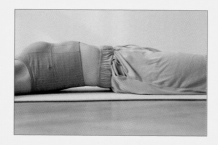

⚠ 주의

다리를 펴도, 굽혀도 좋습니다. 누우면 자연스레 뜨는 허리의 움직임에 집중합니다.

08

난이도 ★☆☆

움츠렸다가 펴기

허리와 그 주변에 통증이 있을 때 하면 좋은 동작입니다. 옆으로 누워서 베개를 베거나 팔꿈치를 베고 호흡과 함께 등 전체를 움직여주는 시원하고 정교한 자세입니다. 골반은 고정하고 등과 함께 팔을 움직여주면서 가벼워진 허리를 느껴보시기 바랍니다.

♥ 추천장소

집 안, 누울 수 있는 공간(푹신한 침대가 아닌, 얇은 이불 또는 매트를 깔고)

🕐 추천시간대

일어나서, 자기 전에, 누워 있을 때마다 틈틈이

↻ 운동횟수

(좌우 합쳐 1회) 총 3회 / 5~8초 내쉬기

📊 효능효과

① 척추기립근이 올바르게 펴집니다.
② 허리디스크 완화에 도움이 됩니다.
③ 등 통증이 완화됩니다.

⚠ 주의사항

① 허벅지와 다리는 90도가 되도록 합니다.
② 내쉬는 호흡에 허리에 들어간 힘을 풀어줍니다.
③ 골반이 움직이지 않도록 합니다.

▶ 운동 순서

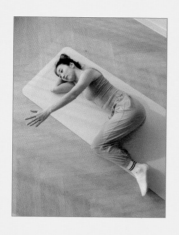

① 팔다리를 고정하고 한쪽 팔을 어깨 앞으로 뻗어줍니다.

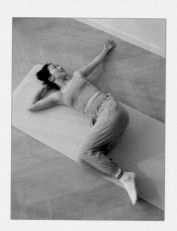

② 내쉬는 호흡에 골반은 고정하고 등 전체가 움직이도록 팔을 뒤로 천천히 뻗습니다.

09

다리 하나씩 펴기

난이도 ★★☆

출산 직후, 복부의 힘을 길러야 하는 분들과 복부 힘이 필요하신 분들께 강력히 추천하는 또 다른 동작입니다. 배에 힘이 들어간 느낌이 뭔지 모르시는 분들께 그 느낌을 찾을 수 있도록 돕습니다. 누웠을 때 여유를 가지고 천천히 다리 하나씩 움직여보시길 바랍니다.

ㅅ 허리디스크가 있는 분들은 하지 않습니다.

📍 추천장소
집 안, 누울 수 있는 공간(푹신한 침대가 아닌, 얇은 이불 또는 매트를 깔고)

🕐 추천시간대
자기 전에, 누워 있을 때마다 틈틈이

↻ 운동횟수
가능한 만큼 자주

📊 효능효과
① 코어가 탄탄해집니다.
② 척추기립근이 정렬됩니다.
③ 집중력을 향상시킵니다.

⚠ 주의사항
① 다리가 내려갈 때, 허리가 들썩이지 않습니다.
② 아랫배의 힘이 유지되도록 합니다.
③ 허리가 뻐근하게 아파오면 중단합니다.

▶ 운동 순서

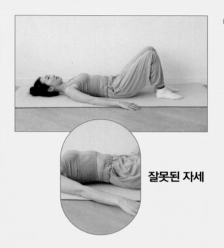

잘못된 자세

① 아랫배를 지긋이 눌러 허리가 뜨지 않도록 눕습니다.

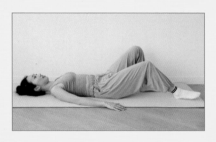

② 어깨가 따라 올라가지 않고 항문 속, 자궁 속까지 완전히 조여서 내쉬는 호흡에 다리를 폅니다.

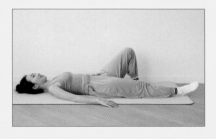

③ 다리는 다 펴지 않아도 됩니다. 배에 힘이 풀리는 위치까지만 폈다가 구부렸다가 반복하며 서서히 가동 범위를 넓혀줍니다.

난이도 ★☆☆

10

X자로 펼치기

기지개와 비슷한 자세이지만 상체 전체를 조금 더 깊이 스트레칭해주는 동작입니다. 자고 일어나서 기지개를 켜신 후에 바로 이 동작으로 이어가주시면 하루 시작이 가벼워질 것입니다. 팔다리 위치의 느낌을 잘 찾아보시고 매일 나의 루틴으로 만들어보시면 좋겠습니다.

📍 추천장소

집 안, 누울 수 있는 공간(푹신한 침대가 아닌, 얇은 이불 또는 매트를 깔고)

🕐 추천시간대

일어나자마자, 기지개 켠 후에

🔄 운동횟수

(좌우 합쳐 1회) 총 3~5회 / 5~8초 내쉬기

📊 효능효과

① 전신 스트레칭이 됩니다.
② 수면 중 경직된 세포를 깨워 신진대사를 돕습니다.
③ 혈액순환이 됩니다.

⚠ 주의사항

① 두 다리의 위치가 움직이지 않아야 효과가 있습니다.
② 손바닥이 만나도록 최대한 전신을 늘려줍니다.
③ 팔을 뻗을 때 어깨가 같이 따라 올라가지 않습니다.

▶ 운동 순서

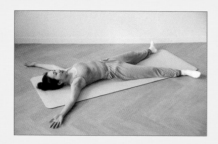

① 편안하게 누워서 팔다리를 X자 모양으로 만들어줍니다.

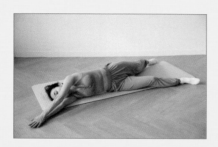

② 내쉬는 호흡에 다리 위치는 그대로 있되 발끝으로 움직이기만 하고 두 손은 서로 만납니다.

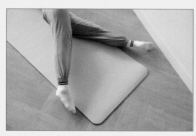

팔이 만날 때 발도 움직이지만, 위치는 그대로입니다.

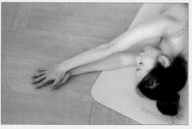

두 손바닥이 만날 때, 어깨가 따라 올라가지 않습니다.

11

두 다리 오픈

난이도 ★☆☆

하복부, 내전근, 골반의 힘을 탄탄하게 길러주는 동작입니다. 호흡과 함께 집중해서 하시면 스트레칭도 가능합니다. 어깨가 최대한 경직되지 않도록 반복 연습해보시면, 동작의 매력에 빠져 자주 하게 되는 운동 중 하나가 될 것입니다.

 허리디스크가 있는 분들은 하지 않습니다.

📍 추천장소
집 안, 누울 수 있는 공간(푹신한 침대가 아닌, 얇은 이불 또는 매트를 깔고)

🕐 추천시간대
온종일 틈틈이

↻ 운동횟수
8회 이상 가능한 만큼

📊 효능효과
① 하복부가 탄탄해집니다.
② 내전근이 발달됩니다.
③ 골반 정렬에 도움이 됩니다.

⚠ 주의사항
① 호흡을 체크합니다. 두 순서 모두 내쉬는 호흡입니다.
② 내쉬면서 다리를 모을 때 어깨가 경직되지 않습니다.
③ 내쉬면서 다리를 벌릴 때 온몸의 힘, 특히 골반의 힘을 풀어줍니다.

▶ 운동 순서

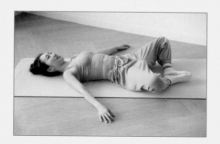

① 편안하게 누워서 내쉬는 호흡에 두 다리를 벌립니다. 이때 온몸에 힘을 풀어줍니다.

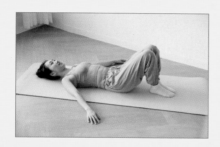

② 다시 내쉬는 호흡에 하복부와 내전근의 힘으로 다리를 모아줍니다.

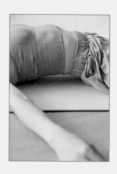

⚠ 주의

다리가 움직이는 과정에서 허리가 들썩이지 않도록 하복부와 내전근에 집중합니다.

난이도 ★★★

12

두 다리 와이퍼

사이드복근 운동입니다. 강도가 있는 동작이므로 연습하시면서 천천히 횟수를 늘려주시면 됩니다. 가장 중요한 것은 횟수가 아닌 복부의 힘입니다. 동작을 한 번 하더라도 어깨가 경직되지 않은 상태에서 오로지 복부의 힘으로만 두 다리를 컨트롤해야 합니다. 한 번, 한 번 거듭될 때마다 집중해서 움직여줍니다.

 허리디스크가 있는 분들은 하지 않습니다.

📍 추천장소
집 안, 누울 수 있는 공간(푹신한 침대가 아닌, 얇은 이불 또는 매트를 깔고)

🕐 추천시간대
활동량이 많을 때, 집중할 수 있을 때

↻ 운동횟수
(좌우 합쳐 1회) 총 4회×3세트

📊 효능효과
① 사이드 복부가 탄탄해집니다.
② 내전근이 탄탄해집니다.
③ 기초대사량이 증가하고 체력이 좋아집니다.

⚠ 주의사항
① 움직일 때마다 어깨가 경직되지 않도록 집중합니다.
② 다리가 바닥에 닿지 않습니다.

▶ 운동 순서

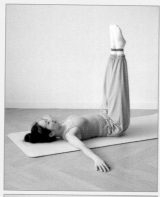

① 양팔은 옆으로 나란히 한 채 누워서 두 다리
를 들어 올립니다.

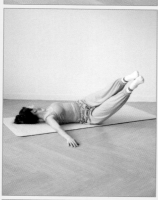

② 내쉬는 호흡에 머리와 다리가 반대 방향으
로 내려갑니다.

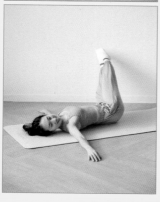

③ 마시는 호흡에 올라왔다가 이어서 반대방향
도 진행합니다.

난이도 ★★★

13

손목이 안 아픈 플랭크

대표적인 전신 운동으로 손목이 약한 여성들이 하기에 적합한 플랭크 방법입니다. 어깨와 팔꿈치의 위치 그리고 발가락의 위치를 몸으로 정확하게 파악을 하게 되면 틈새운동으로 제격이기 때문에 자주 실행하시면서 몸으로 익혀보시길 추천합니다.

📍 추천장소
집 안, 엎드릴 수 있는 공간(푹신한 침대가 아닌, 얇은 이불 또는 매트를 깔고)

🕐 추천시간대
가능한 시간 언제든지

↻ 운동횟수
기본 30초부터(개인 역량에 따라 차츰 늘려감)

📊 효능효과
① 전신이 탄탄해집니다.
② 코어의 힘이 향상됩니다.
③ 인내심과 성취감이 향상됩니다.

⚠ 주의사항
① 승모근이 솟지 않도록 어깨 정렬에 주의합니다.
② 어깨 바로 아래 팔꿈치가 위치되어야 합니다.
③ 발뒤꿈치 바로 아래 발가락이 위치되어야 합니다.

⊙ 운동 순서

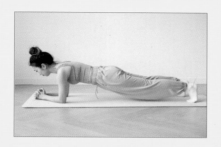

① 두 발을 어깨너비로 벌리고 팔꿈치도 어깨너비로 벌려 두 손은 주먹을 살짝 쥡니다. 머리부터 뒤꿈치까지 일직선이 되도록 합니다.

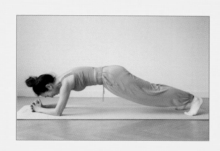

② 엉덩이가 올라가거나 내려가지 않습니다.

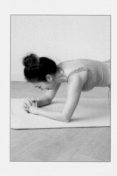

⚠ 주의

팔꿈치가 어깨 밖으로 나가지 않도록 주의합니다.

난이도 ★★★

14

트위스트 플랭크

기본 플랭크에서 변형할 수 있습니다. 복근을 조금 더 자극시켜줄 수 있는 동작으로서 기본 플랭크가 가능하신 분만 변형을 추천합니다. 그래서 기본 플랭크 후에 이 동작으로 이어 하시면 상당히 큰 효과를 보실 수 있습니다.

📍 추천장소
집 안, 엎드릴 수 있는 공간(푹신한 침대가 아닌, 얇은 이불 또는 매트를 깔고)

🕐 추천시간대
가능한 시간 언제든지

⟳ 운동횟수
(좌우 합쳐 1회) 총 8회×3세트

📊 효능효과
① 척추기립근이 올바르게 펴집니다.
② 허리디스크 완화에 도움이 됩니다.
③ 복부와 둔근을 탄탄하게 만들어줍니다.

⚠ 주의사항
① 승모근이 솟지 않도록 어깨 정렬에 주의합니다.
② 어깨 바로 아래 팔꿈치가 위치되어야 합니다.
③ 트위스트 하면서 밀리는 발가락을 체크합니다.

▶ 운동 순서

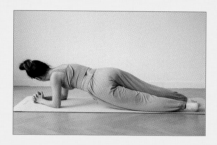

① 기본 플랭크에서 내쉬는 호흡에 옆으로 비틀어줍니다.

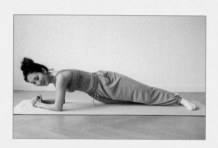

② 팔꿈치와 발가락의 위치를 잘 체크하면서 동작을 이어갑니다.

난이도 ★☆☆

15

팔다리 교차

누워서 하는 유산소 운동입니다. 팔다리가 만나도록 반복하는 과정에서 누워서도 운동의 끈을 놓지 않고 꾸준히 움직이게 도와줍니다. 누워서도 체력을 끌어올릴 수 있다는 것 잊지 마시고 틈새운동으로 실천해주시면 좋습니다.

📍 추천장소
집 안, 누울 수 있는 공간(푹신한 침대가 아닌, 얇은 이불 또는 매트를 깔고)

🕐 추천시간대
가능한 시간 언제든지

↻ 운동횟수
(좌우 합쳐 1회) 총 10회×5세트

📊 효능효과
① 복부를 탄탄하게 만들어줍니다.
② 신진대사를 원활하게 해줍니다.
③ 체력이 향상됩니다.

⚠ 주의사항
① 손이 발과 만날 때 턱에 힘을 빼야 합니다.
② 손과 발이 무조건 만나지 않아도 됩니다.
③ 팔다리가 내려올 때, 허리의 반동이 없어야 합니다.

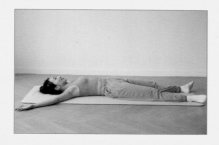

① 양팔을 벌려 편안하게 눕습니다.

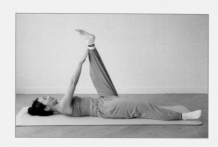

② 내쉬는 호흡에 손과 발이 가까워
　집니다.

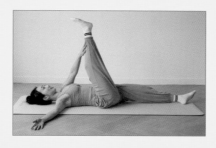

③ 내려올 때에는 허리가 바닥에서
　뜨지 않도록 집중하면서 동작을
　반복합니다.

난이도 ★★☆

16
다리 쓸어올리기

복부를 집중적으로 단련할 수 있는 동작입니다. 누워서 하는 복부 운동들과 함께 하시면 효과가 매우 뛰어 납니다. 몇가지 주의사항을 인지하면서 매일 조금씩 꾸준히 하시면 숨어 있는 복근을 찾게 되는 기쁜 경험을 하실 수 있습니다.

📍 추천장소
집 안, 엎드릴 수 있는 공간(푹신한 침대가 아닌, 얇은 이불 또는 매트를 깔고)

🕐 추천시간대
가능한 시간 언제든지

⟳ 운동횟수
(좌우 합쳐 1회) 총 8회×3세트

📊 효능효과
① 복부가 탄탄해집니다.
② 기초대사량이 증가합니다.
③ 허리에 무리가 가지 않습니다.

⚠ 주의사항
① 상체가 올라갈 때 어깨가 함께 올라가지 않습니다.
② 다리는 올릴 수 있는 만큼 올려서 고정합니다.
③ 손이 발에 닿지 않아도 됩니다. 상체를 올릴 수 있는 만큼만 올려서 차근차근히 반복해봅니다.

▶ 운동 순서

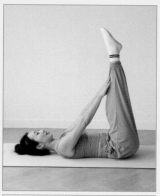

① 두 다리를 들어올려서 두 손을 뻗어줍니다.

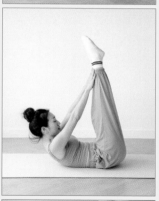

② 내쉬는 호흡에 복부가 수축되면서 팔이 올라가게 됩니다.

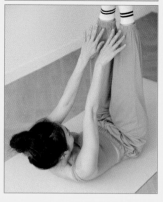

⚠ 주의

복부 수축의 힘 없이 팔을 올리면 턱, 어깨, 등이 경직됩니다. 반드시 복부가 수축되는 힘으로 올라갑니다.

난이도 ★★☆

엎드린 상태에서 허리와 골반을 안전하게 유지하며 둔근을 탄탄하게 만들어주는 동작입니다. 서서 하게 되면 골반이 따라 올라가기 쉽기 때문에 운동 초보이신 분들께는 이 방법을 추천합니다. 다리 하나씩 올리셔도 좋고 두 다리를 함께 올리셔도 좋습니다.

 허리가 좋지 않은 분들이 시도해봐도 좋은 동작입니다.

📍 추천장소
집 안, 엎드릴 수 있는 공간(푹신한 침대가 아닌, 얇은 이불 또는 매트를 깔고)

🕐 추천시간대
가능한 시간 언제든지

↻ 운동횟수
(좌우 합쳐 1회) 총 8회×3세트

📊 효능효과
① 척추기립근이 올바르게 펴집니다.
② 둔근이 강화됩니다.
③ 허리를 보호할 힘이 생깁니다.

⚠️ 주의사항
① 바닥에서 골반이 떨어지지 않도록 합니다.
② 내쉬는 호흡에 다리를 올릴 때, 항문 속까지 조여줍니다.
③ 상체에는 전혀 힘이 들어가지 않습니다.

▶ 운동 순서

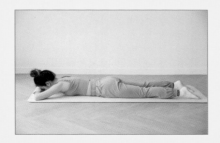

① 엎드린 상태에서 두 손등은 이마 아래 위치하고 발등까지 힘을 풀어 줍니다. 다리는 어깨너비까지만 벌립니다.

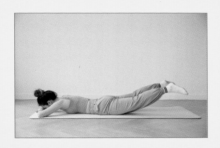

② 내쉬는 호흡에 골반이 바닥에서 떨어지지 않는 선까지 두 다리, 또는 한 다리를 들어올립니다.

올바른 자세

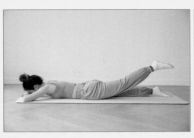

바닥에서 골반이 떨어지지 않는 선까지 다리를 들어올립니다.

잘못된 자세

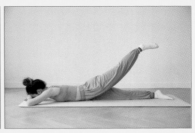

바닥에서 골반이 떨어지면 다리는 높이 올릴 수 있지만 둔근 강화 효과는 없습니다.

난이도 ★★☆

산전 요가로 많이 하시는 동작 중 하나입니다. 그러나 산전 때가 아니어도 누워 있을 때마다 틈나는 대로 자주 해주시면 복부뿐만 아니라 말랑말랑 움직이는 내전근과, 처진 엉덩이까지 탄탄하게 만들어주는 고마운 동작입니다. 머물러서 호흡할 때에 미세하게 풀어지는 내전근의 힘에 집중하시길 바랍니다.

📍 추천장소
집 안, 누울 수 있는 공간(푹신한 침대가 아닌, 얇은 이불 또는 매트를 깔고)

🕐 추천시간대
가능한 시간 언제든지

↻ 운동횟수
총 8회 / 5~8초 머물기

⊞ 효능효과
① 전신을 탄탄하게 만들어줍니다.
② 내전근, 둔근이 강화됩니다.
③ 특히 코어 강화에 도움이 됩니다.

⚠ 주의사항
① 등, 허리, 다리를 들어올려 머무를 때, 무릎이 벌어지지 않습니다.
② 머물 수 있는 만큼만 머물러 편안하게 호흡합니다.
③ 턱, 어깨가 경직되지 않도록 상체 릴렉스에 주의합니다.

▶ 운동 순서

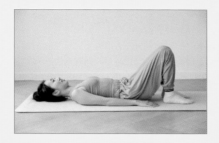

① 두 다리는 어깨너비만큼 벌리고 두 발은 11자, 무릎 아래 발목이 위치되도록 체크합니다.

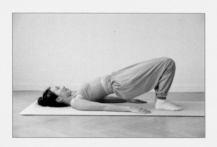

② 마시는 호흡에 엉덩이-허리-등 순서대로 천천히 올라갑니다. 내쉬는 호흡에 내려올 때는 등-허리-엉덩이 순서대로 내쉬면서 내려옵니다.

올바른 자세

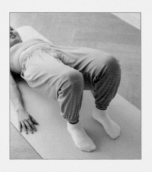

머무를 때 무릎이 어깨너비만큼 벌어진 상태가 유지됩니다.

잘못된 자세

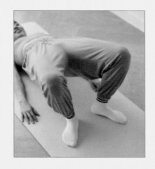

머무를 때 점점 더 다리가 벌어지게 됩니다. 발 모양도 필히 체크를 합니다.

난이도 ★★☆

균형감각 키우기

네 발로 기어가기 자세에서 변형된 동작입니다. 균형을 잘 잡으면서 유지해야 하는 동작이므로 집중할 수 있을 때 하시면 좋습니다. 또한 강도가 높은 동작이 아니므로 매일 꾸준히 하시면서 균형감각, 복부탄력 등 여러 효과를 맛보시길 바랍니다.

📍 추천장소
집 안, 움직일 수 있는 공간(푹신한 침대가 아닌, 얇은 이불 또는 매트를 깔고)

🕐 추천시간대
가능한 시간 언제든지

↻ 운동횟수
(좌우 합쳐 1회) 총 8회 / 5~8초 머물기

📊 효능효과
① 척추기립근이 올바르게 펴집니다.
② 복부뿐만 아니라, 전신이 탄탄해집니다.
③ 균형감각, 집중력이 향상됩니다.

⚠ 주의사항
① 팔, 다리, 무릎이 90도가 되도록 처음 시작 자세를 체크 합니다.
② 복부의 힘으로 팔과 다리를 순서대로 또는 동시에 폅니다.
③ 어깨 아래 손목이 위치하고, 다리는 위가 아닌 뒤로 뻗습니다.
④ 머무를 때, 호흡을 편안하게 합니다. 참지 않습니다.

▶ 운동 순서

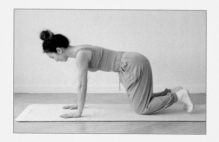

① 기어가는 자세로 준비하며 체크합
니다.

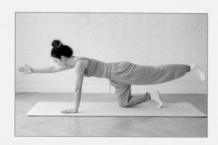

② 천천히 호흡을 하면서 팔, 다리를
순차적으로 또는 동시에 뻗습니다.

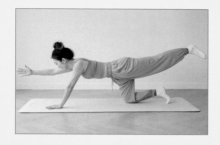

⚠ 주의

손목이 어깨 밖으로 빠져나가지 않게
위치하고, 다리는 위가 아닌 뒤로 계속
뻗는 에너지로 머무르며 호흡합니다.

난이도 ★★☆

데드리프트의 효과를 볼 수 있는 이 동작은 척추기립근을 바르게 세워주는 동작입니다. 엎드려서 하는 동작이기 때문에 누웠을 때는 무조건 이 운동을 하시라고 추천합니다. 사진과는 달리 팔꿈치를 접고 올라가도 무관합니다. 목, 어깨, 등 컨디션에 따라 강도를 조절해서 안전하게 움직이시길 바랍니다.

허리가 좋지 않은 분들이 시도해봐도 좋은 동작입니다.

📍 추천장소
집 안, 엎드릴 수 있는 공간(푹신한 침대가 아닌, 얇은 이불 또는 매트를 깔고)

🕐 추천시간대
가능한 시간 언제든지

↻ 운동횟수
총 10회×3세트

📊 효능효과
① 척추기립근이 강화됩니다.
② 목, 어깨의 결림이 완화됩니다.
③ 허리를 보호하면서 후면 근육을 강화시킵니다.

⚠ 주의사항
① 이 운동은 다리를 고정시켜 척추기립근에 집중합니다.
② 마시면서 팔을 올릴 때, 어깨가 같이 따라가지 않습니다.
③ 목, 어깨, 허리의 컨디션을 체크해가면서 움직입니다.

▶ 운동 순서

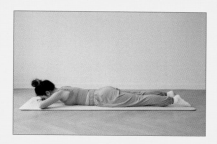

① 엎드린 상태에서 두 손등은 이마 아래로, 발등은 바닥에서 고정합니다.

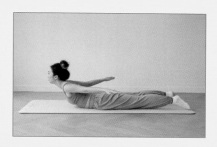

② 마시는 호흡에 항문까지 조인 힘으로 팔을 뒤로 젖히며 상체를 올립니다. 발등은 바닥에서 최대한 떨어지지 않습니다.

난이도 ★★☆

가장 유명한 자세라고 해도 과언이 아닌 뱀자세는 척추와 허리에 좋다고 알려져 있습니다. 그러나 개인마다 차이가 있으니 시도는 하시되 다음날, 다음다음 날 반드시 체크를 하시기 바랍니다. 복부 운동 후의 스트레칭으로 적합하며 척추기립근을 곧게 세우고 온몸을 열어주는 중요한 동작입니다.

허리가 좋지 않은 분들이 시도해봐도 좋은 동작입니다.

♥ 추천장소
집 안, 엎드릴 수 있는 공간(푹신한 침대가 아닌, 얇은 이불 또는 매트를 깔고)

⏱ 추천시간대
복부운동 후 스트레칭으로, 가능한 시간 언제든지

↻ 운동횟수
총 3회 / 8초 머물기

📊 효능효과
① 척추기립근이 올바르게 펴집니다.
② 허리디스크 완화에 도움이 됩니다.
③ 복근운동 시 수축된 근육을 이완시켜줍니다.

⚠ 주의사항
① 상체를 들어올려 머물 때, 어깨가 같이 따라 올라가지 않습니다.
② 머물 때는 편안하게 호흡을 합니다.
③ 내려갈 때는 복부, 횡격막, 어깨 순으로 차근차근 내려갑니다.

▶ 운동 순서

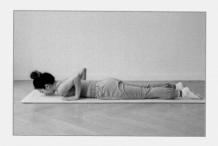

① 두 발등은 어깨너비만큼만 벌리고 양손은 가슴 옆에 위치합니다.

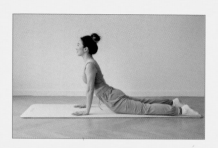

② 마시는 호흡에 손바닥으로 바닥을 누르고 항문을 조이면서 올라갑니다.

올바른 자세

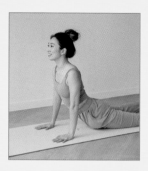

계속해서 치골을 바닥으로 지그시 눌러줍니다.

잘못된 자세

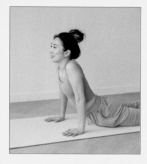

어깨가 따라 올라가지 않습니다. 어깨가 올라가면 팔꿈치를 살짝 굽혀봅니다.

난이도 ★☆☆

22

뱃속 아가자세

인간의 일생 중 가장 평화롭고 안정적일 때가 아마 엄마 뱃속이지 않을까 생각합니다. 모든 잡념과 긴장은 내려놓고 운동 전후 또는 심신이 불안할 때, 명상 시, 생리기간, 자기 전에 하시면 좋은 자세입니다. 특별히 주의할 것은 없지만 이 자세로 인해 불안한 심신이 평안을 되찾길 간절히 바라봅니다.

👤 허리디스크가 있는 분들은 하지 않습니다.

📍 추천장소
침대, 이불 위, 누울 수 있는 공간(푹신한 침대가 아닌, 얇은 이불 또는 매트를 깔고)

🕐 추천시간대
심신이 불안한 시간, 자기 직전, 명상 시간, 생리기간

↻ 운동횟수
편안해질 때까지 머물기

📊 효능효과
① 심신 안정에 도움이 됩니다.
② 생리통이 완화됩니다.
③ 긴장감이 해소됩니다.

⚠ 주의사항
① 머무를 때, 어깨의 긴장감을 풀어줍니다.
② 잡념을 버립니다.
③ 편안하게 마시고 편안하게 내쉽니다. 호흡의 기준이 없습니다.

▶ 운동 순서

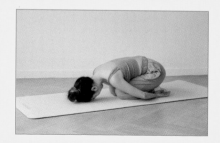

① 무릎을 꿇은 상태에서 내쉬는 호흡에 천천히 상체가 내려갑니다. 편안하게 일상 호흡으로 바꿔서 머뭅니다.

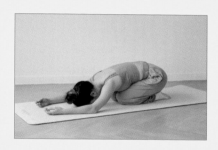

② 팔을 머리 위로 뻗어도 좋고 두 다리를 살짝 벌려도 좋습니다. 내가 가장 편안한 자세를 찾아보시기 바랍니다.

난이도 ★☆☆

23

수유 후 폼롤러

수유 후에는 당연히 이 자세로 소중한 엄마의 몸을 풀어주셔야 하고 이뿐만 아니라 평소에 목, 어깨, 등이 결리는 분들에게 강력히 추천하는 자세입니다. 폼롤러의 단단함이 견갑골 아래쪽을 지긋이 자극하면서 그 주변의 통증까지 어루만져주기 때문에 자기 전에, 피곤할 때 무조건 해주시면 좋습니다.

📍 추천장소

침대, 이불 위, 누울 수 있는 공간(푹신한 침대가 아닌, 얇은 이불 또는 매트를 깔고)

🕐 추천시간대

수유 후, 피로감이 몰려올 때, 자기 전에, 목, 어깨, 등 통증이 느껴질 때

↻ 운동횟수

가능한 만큼 머무르기

📊 효능효과

① 목, 어깨, 등 마사지를 해줍니다.
② 전신의 긴장감이 해소됩니다.
③ 혈액순환 및 신진대사가 원활해집니다.

⚠ 주의사항

① 폼롤러의 위치는 속옷 라인, 즉 견갑골 아래입니다.
② 아플 때마다 그만두지 마시고 호흡을 내쉬면서 머무릅니다.
③ 턱, 어깨, 발끝의 긴장감을 풀어줍니다.

▶ 운동 순서

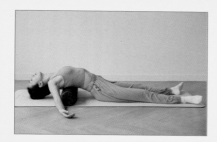

폼롤러에 누워서 전신의 힘을 풀어줍니다.

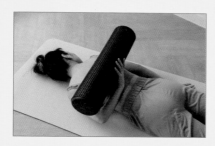

⚠ 주의

폼롤러의 위치는 견갑골 아래, 즉 속옷 라인입니다.

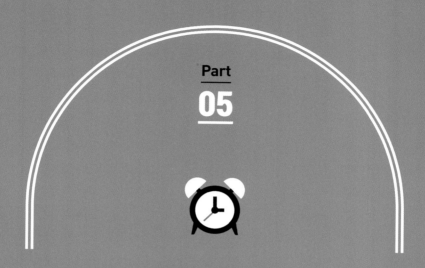

Part

<u>05</u>

아이와 함께 하는 운동 15가지

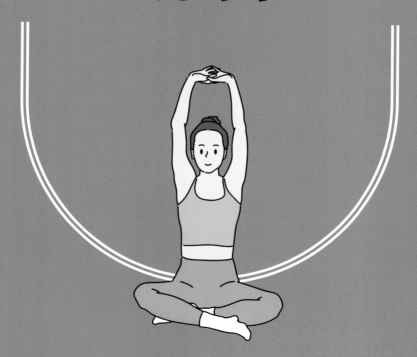

01
앉아서 공 주고 받기

난이도 ★☆☆

등, 허리, 내전근이 주로 스트레칭 되는 자세입니다. 공을 멀리 줄수록 스트레칭 깊이가 깊어집니다. 우리 아이 연령에 따라 서로의 거리를 조절하시면 되는데 어린아이일수록 발바닥을 맞대고 하면 안정적이어서 좋습니다.

📍 추천장소
집 안 곳곳 아이와 함께 앉을 수 있는 공간

🕐 추천시간대
아이와 공놀이할 때

↻ 운동횟수
가능한 만큼

📊 효능효과
① 등, 허리, 내전근 스트레칭에 탁월합니다.
② 공을 주고받는 과정이 필요하므로 집중력이 향상됩니다.
③ 엄마와의 유대감 형성에 좋습니다.

⚠️ 주의사항
① 등허리를 최대한 꼿꼿하게 폅니다.
② 우리 아이가 소리도 들을 수 있도록 아이에게 공을 보낼 때, 내쉬는 호흡에 '후~' 하고 소리를 내면 좋습니다.
③ 발끝은 힘을 풀어줍니다. 반대로 플렉스를 하면 스트레칭 강도가 깊어집니다.

지금 당장 시작하는 틈새운동

▶ 운동 순서

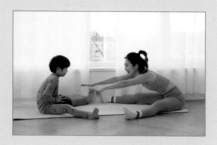

① 서로 마주 앉아 다리를 벌릴 수 있
는 만큼 벌립니다.

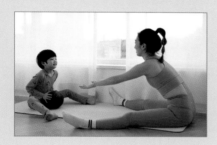

② '후~' 하고 내쉬는 호흡에 공을 상
대방에게 굴려 보냅니다.

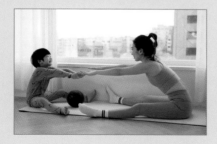

③ 손을 잡고 내쉬는 호흡에 서로 당
겨주어도 좋습니다.

02
책 읽기 스트레칭

난이도 ★☆☆

내전근을 집중적으로 스트레칭할 수 있는 자세입니다. 책을 읽어주면서 다리를 바꿔도 되고 두 다리를 한꺼번에 벌려 스트레칭을 해도 무관합니다. 중요한 것은, 운동할 시간이 없는 엄마가 아이에게 책을 읽어주면서 시간을 알차게 쓰시며 아이와 교감을 하는 시간을 보내시라는 것입니다.

📍 추천장소
집 안 곳곳 아이와 함께 책을 읽을 수 있는 공간

🕐 추천시간대
아이에게 책을 읽어줄 때, 내 책을 읽을 때

↻ 운동횟수
가능한 만큼

📊 효능효과
① 내전근을 부드럽게 풀어줍니다.
② 하체의 가동범위를 넓혀줍니다.
③ 척추기립근이 꼿꼿하게 세워지도록 도움을 받습니다.

⚠ 주의사항
① 상체를 최대한 꼿꼿이 세웁니다.
② 아프면, 중간중간 호흡을 내쉽니다.
③ 아이의 눈을 보며 상호작용에도 집중합니다.

▶ 운동 순서

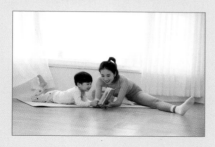

① 다리 하나(또는 양다리)를 밖으로 뻗고 발 끝까지 힘을 풀어줍니다.

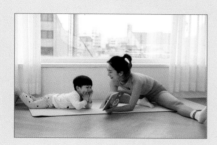

② 상체는 최대한 꼿꼿하게 세웁니다.

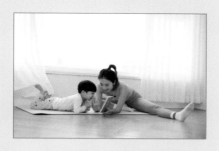

③ 상체를 세워서 팔이 바닥에 닿지 않으면 책을 들고 읽어주어도 좋습니다.

03
베이비 비둘기

난이도 ★☆☆

골반을 풀어주는 스트레칭 동작입니다. 아이와 서로 마주 보고 앉아서 출발할 방향을 정합니다. 그리고 한 사람이 "호흡을 마시고"라고 하면 함께 호흡을 마시고 "내려가요"라고 하면 호흡을 내쉬면서 내려갑니다. 리드를 번갈아 하면서 함께 숨 쉬고 함께 움직이는 시간을 가져보시길 바랍니다.

📍 추천장소
집 안 곳곳 아이와 함께 움직일 수 있는 공간

🕐 추천시간대
놀이 시간, 자기 전에

↻ 운동횟수
가능한 만큼

📊 효능효과
① 골반의 유연성이 증가합니다.
② 옆구리가 시원하게 스트레치 됩니다.
③ 생리통증이 완화됩니다.

⚠ 주의사항
① 두 무릎을 굽히고 발가락 끝까지 힘을 풀어줍니다.
② 측굴할 때에 상체가 앞으로 쏟아지지 않습니다.
③ 우리 아이가 불편하진 않은지 물어봐주며 자세도 체크해줍니다.

지금 당장 시작하는 틈새운동

▶ 운동 순서

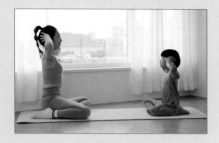

① 서로 마주보고 앉아서 두 다리를 한쪽 방향으로 접고 두 손은 머리 뒤에 얹습니다.

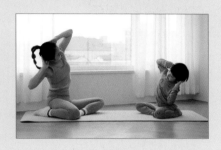

② 내쉬는 호흡에 같은 방향 또는 다른 방향으로 측굴합니다.

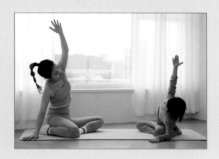

③ 변형 동작으로 팔을 뻗어 옆구리도 길게 늘려주면 좋습니다.

04
누워서 비행기 타기

난이도 ★★☆

우리 아이들이 참 좋아하는 동작입니다. 놀이 시간에 하는 것도 좋지만 자기 전에 침대에서 비행기를 태우고 이불 위로 살짝 떨어뜨려주면 까르르 웃음소리가 충만해집니다. 침대 위는 안전하기 때문에 다리 높이와 복부의 힘으로 강도를 조절하며 아이와 놀아주시면 좋습니다.

📍 추천장소
침대, 이불처럼 푹신한 곳

🕐 추천시간대
놀이 시간, 자기 전

↻ 운동횟수
가능한 만큼

📊 효능효과
① 균형감각이 향상됩니다.
② 하체가 강화됩니다.
③ 자기 전에 최고의 놀이입니다.

⚠ 주의사항
① 복부의 힘으로 다리 높이 조절을 해야 합니다.
② 아이와 손을 잡고 균형을 잘 잡으셔야 합니다.

지금 당장 시작하는 틈새운동

▶ 운동 순서

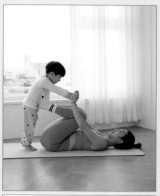

① 두 손을 꽉 잡고 두 발을 붙여서 아이의 가슴에 발가락이 닿도록 안전하게 위치합니다.

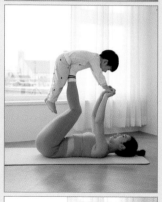

② "이륙합니다"라고 미리 말을 해주고, 엄마는 마시는 호흡에 두 다리를 들어 올립니다. 편안하게 호흡하시며 아이와 교감합니다.

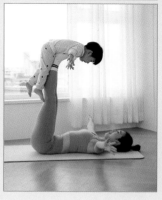

③ 서로 안전한 상황이라면 비행기처럼 양팔을 옆으로 벌리고 다리를 좌우로 왔다 갔다 움직여주시면 좋습니다.

05

두 손 빙그르르
누가 빨리 돌리나?

난이도 ★☆☆

빠른 게 좋은 것이라고 생각하는 아이들이 좋아하는 동작입니다. 두 팔을 마구마구 돌리면서 무릎을 가볍게 구부렸다 폅니다. 따라서 아이들이 신나게 따라 하는 동안 전신 운동이 되는 자세이므로 모두에게 좋습니다. 20번 돌리기, 정해진 시간 안에 많이 돌린 사람이 승, 누가 빨리 돌리나 등 여러 상황을 만들어서 아이들과 즐거운 시간을 보내시기 바랍니다.

📍 추천장소
집 안 곳곳 아이와 함께 움직일 수 있는 공간

🕐 추천시간대
놀이 시간

↻ 운동횟수
가능한 만큼

📊 효능효과
① 어깨, 팔 라인을 다듬어줍니다.
② 하체를 강화시켜줍니다.
③ 전신 칼로리를 태워줍니다.

⚠ 주의사항
① 팔을 돌리다 보면 팔끼리 부딪칠 때가 많으므로 조심합니다.
② 다리도 같이 움직여야 운동이 됩니다.

▶ 운동 순서

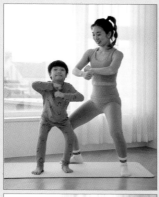

① 두 무릎을 굽히면서 두 팔을 돌립니다.

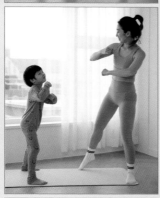

② 다리 하나만 펴고 두 팔을 돌립니다.

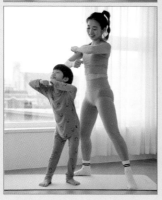

③ 반대도 똑같이, 두 무릎을 굽혔다가 반대 다리를 펴면서 두 팔을 돌립니다.

06

누가 오래 날아갈까?

난이도 ★★☆

T자세의 변형입니다. 아이와 즐겁고 가볍게 하기 좋은 동작이므로 T자세처럼 정확하게 하시기 보다는 서로 오래 버티는 것에 집중하는 동작이라 할 수 있습니다. 팔을 벌리고 서 있다가 한 사람이 "준비, 시작!" 하면 바로 발을 떼서 비행기처럼 상체를 숙입니다. 이 자세로 오래 서 있는 사람이 '승리!' 아이와의 운동이 즐거우시길 응원합니다.

📍 추천장소
집 안 곳곳 아이와 함께 움직일 수 있는 공간

🕐 추천시간대
놀이 시간

↻ 운동횟수
가능한 만큼

📊 효능효과
① 복부와 하체의 힘을 길러줍니다.
② 균형감각이 향상됩니다.
③ 전신 칼로리를 태워줍니다.

⚠ 주의사항
① 팔을 양쪽으로 뻗으면서 어깨가 경직되지 않도록 아이도 체크해줍니다.
② 엄마는 복부의 힘을 유지합니다.

▶ 운동 순서

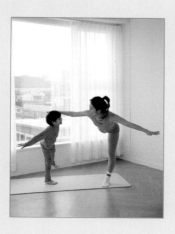

① 두 팔은 양옆으로 벌리고 섭니다. 내쉬는 호흡에 한 발을 떼면서 상체가 내려갑니다.

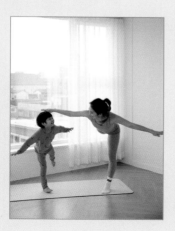

② 내려갈 수 있는 만큼 더 내려가서 중심을 잡고 최대한 오래 유지해봅니다.

07
어깨 잡고 푸쉬, 푸쉬

엄마가 아이의 어깨를 잡아주면 간지럽다고 까르르 웃기부터 시작해서 즐겁게 스트레칭을 할 수 있는 자세입니다. 키 차이가 있으니 엄마가 많이 숙여서 움직여주시되, 두 손의 힘을 컨트롤하면서 아이의 어깨를 지그시 눌러주어야 합니다. 다리 너비, 두 사람 거리 차이로 강도를 조절하면서 움직입니다.

📍 추천장소
실내외 곳곳 아이와 함께 움직일 수 있는 공간

🕐 추천시간대
놀이 시간

↻ 운동횟수
가능한 만큼

📊 효능효과
① 전신을 시원하게 스트레칭해줍니다.
② 스킨십을 통해 교감할 수 있습니다.

⚠ 주의사항
① 서로 어깨를 지그시 눌러야 합니다.
② 아이가 작거나, 동작이 잘 안 되면 서로의 팔을 잡고 해도 좋습니다.

▶ 운동 순서

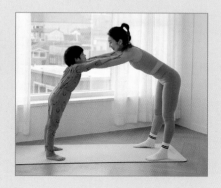

① 어깨너비보다 조금 더 넓게 벌리고 서로의 어깨 위에 손을 얹습니다.

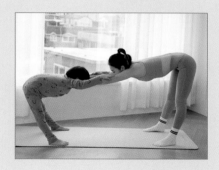

② 내쉬는 호흡에 서로의 어깨 또는 팔을 지그시 누르면서 상체를 숙입니다.

08
등 박수 짝짝

서로 등을 대고 서서 같은 방향으로 몸을 돌려서 박수 짝, 반대 방향으로 몸을 돌려서 박수 짝!
치는 동작입니다. 아이의 손 높이에 맞게 엄마는 낮게, 엄마의 손 높이에 맞게 아이는 높게 손
을 올려 서로서로 맞추어가며 협동하는 자세로, 빨리하면 어지러울 수 있으니 한 사람이 "돌
리고" 하면, 다른 사람이 "짝" 이렇게 말로 신호를 주면서 하면 재밌게 운동을 할 수 있습니다.

♥ 추천장소
실내외 곳곳 아이와 함께 움직일 수 있는 공간

🕐 추천시간대
놀이 시간

↻ 운동횟수
가능한 만큼

📊 효능효과
① 옆구리가 자극을 받습니다.
② 상하체의 가동범위가 넓어집니다.
③ 집중력이 향상됩니다.

⚠ 주의사항
① 집중을 하기 위해서라도 박수 소리를 듣고 반대 방향으로 넘어갑니다.
② 등이 맞닿으면 엉덩이가 부딪혀서 불편한 경우도 있으니, 이럴 때는 반걸음
  정도 떨어져서 섭니다.

▶ 운동 순서

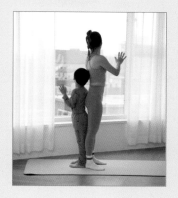

① 등을 맞대고 서서 두 팔을 앞으로 들고 준비합니다.

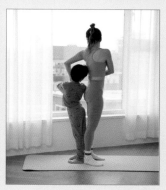

② 같은 방향으로 몸을 돌려 두 손 마주칩니다. 박수 짝!

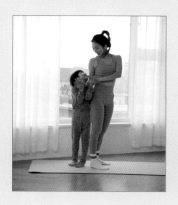

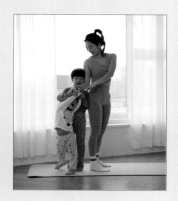

09
쌍둥이 플라밍고

난이도 ★★☆

한 다리로 서서 균형감각을 상당히 필요로 하는 자세입니다. 그래서 엄마가 구령을 붙여주면 좋습니다. "오른팔을 올립니다", "왼 다리를 뒤로 접고 잡습니다", "호흡을 마십니다", "호흡을 내쉽니다" 하고 같이 '후~~'라고 소리를 냅니다. "플라밍고~~" 하면 함께 상체를 내리면서 한 발로 서서 유지합니다.

📍 추천장소
실내외 곳곳 아이와 함께 움직일 수 있는 공간

🕐 추천시간대
놀이 시간

↻ 운동횟수
가능한 만큼

📊 효능효과
① 균형감각이 향상됩니다.
② 복부와 하체를 강화시켜줍니다.
③ 전신 칼로리를 태워줍니다.

⚠️ 주의사항
① 서로 순서를 익혀서 한 사람씩 돌아가며 구령 붙이기를 하면 좋습니다.
② 내려갈 수 있는 만큼만 내려가되, 엄마는 더 내려가셔서 아이의 동작을 유도해주시면 좋습니다.

▶ 운동 순서

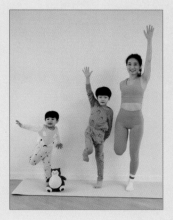

① 한쪽 팔은 하늘 위로, 한 손은 발을 잡고 섭니다. 이때부터 중심 잡기가 어려울 수 있으니 천천히 진행합니다.

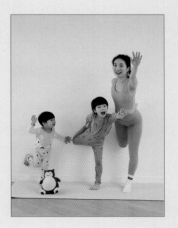

② 내쉬는 호흡에 천천히 내려가서 한 발로 서기를 유지합니다.

10
고릴라 놀이

난이도 ★☆☆

스쿼트 동작에 팔동작이 추가되었습니다. 바운스를 하면서 스쿼트를 하고 고릴라처럼 두 주먹으로 가슴을 치는 동작입니다. 또한, 바운스를 하면서 걸어다닐 수도 있습니다. 이렇게 고릴라 흉내를 내면 운동 강도는 세지고, 아이들은 즐거워하는 소중한 시간을 보내실 수 있습니다.

📍 추천장소
실내외 곳곳 아이와 함께 움직일 수 있는 공간

🕐 추천시간대
놀이 시간

↻ 운동횟수
가능한 만큼

📊 효능효과
① 팔과 복부의 힘을 길러줍니다.
② 하체를 강화시켜줍니다.
③ 체력이 향상됩니다.

⚠ 주의사항
① 스쿼트의 강도는 조절해가면서 고릴라 흉내를 냅니다.
② 표정까지 지으면 완벽한 놀이운동이 됩니다.

▶ 운동 순서

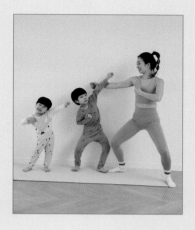

① 스쿼트 바운스하면서 한 손으로 가슴을
   둥둥 칩니다.

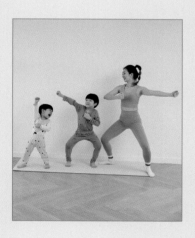

② 걸으면서 고릴라 흉내를 내며 동작을 진
   행합니다.

11
독수리 외발로 서기

난이도 ★★☆

한 다리로 서서 두 날개를 접고 있는 독수리를 표현한 동작, 독수리 자세입니다. 엄마도 아이와 마찬가지로 한 발을 두 번 다 꼬기 어려우시면 한 번만 꼬아서 최대한 유지해봅니다. 선 후에는 함께 카운트하는 것도 좋은 방법입니다. 또한, 호흡을 들이마시고 내쉬는 타임을 함께 맞추어가면 즐겁게 하실 수 있습니다.

📍 추천장소
실내외 곳곳 아이와 함께 움직일 수 있는 공간

🕐 추천시간대
놀이 시간

⟳ 운동횟수
가능한 만큼

📊 효능효과
① 신체의 좌우 균형을 맞추어줍니다.
② 균형감각과 집중력이 향상됩니다.
③ 전신 칼로리를 태워줍니다.

⚠ 주의사항
① 두 팔을 꼬았을 때, 한쪽 어깨가 치우치지 않도록 양쪽 어깨의 균형을 맞춥니다.
② 다리 하나만 꼬아도 좋으니, 한쪽 골반만 올라가지 않도록 골반의 균형을 맞춥니다.

▶ 운동 순서

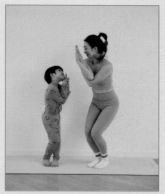

① 한쪽 팔을 반대 팔 위로 올려서 가슴 앞으로 당겨 접습니다. 두 무릎을 굽혀서 동작을 시작합니다.

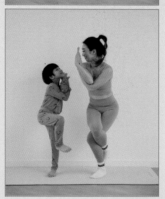

② 다리 하나를 꼬아서 무릎을 조금 더 굽혀 안정적으로 자세를 유지합니다.

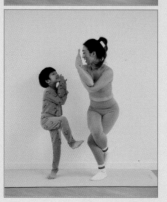

③ 가능하면 한 번 더 종아리를 감싸서 꼬아봅니다. 팔다리가 반대로 올라가도 괜찮습니다. 자세 완성보다는 아이의 속도와 동작에 더 집중합니다.

12
투 스텝, 원 펀치

난이도 ★☆☆

스쿼트를 한 상태에서 두 팔을 멀리 뻗어주는 전신 운동입니다. 그냥 서서 하면 심심하기 때문에 놀고 있는 다리는 스쿼트를 하면서 알차게 움직이시기 바랍니다. 서로 마주 보고 서서 같은 손을 뻗어도 좋고 엄마는 손바닥으로 아이의 펀치를 받아주는 것도 방법입니다. 스쿼트 유지 시간은 서로 조율해서 하체운동 강도를 조절합니다.

📍 추천장소
실내외 곳곳 아이와 함께 움직일 수 있는 공간

🕐 추천시간대
놀이 시간

↻ 운동횟수
가능한 만큼

📊 효능효과
① 복부와 하체의 힘을 길러줍니다.
② 어깨와 팔의 힘을 길러주고 팔 라인이 부드럽게 다듬어집니다.
③ 체력이 향상됩니다.

⚠ 주의사항
① 스쿼트 유지 시간을 조절해서 무리하지 않습니다.
② 내쉬는 호흡에 팔을 뻗기 때문에 입으로 "훅! 훅!" 소리를 내면서 움직입니다.

지금 당장 시작하는 틈새운동

▶ 운동 순서

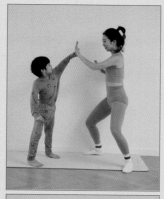

① 스쿼트하면서 아이의 펀치를 손바닥으로 받아줍니다.

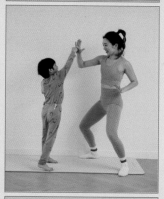

② 반대도 동일하게 진행하면서 구령에 맞추어 보기도 합니다.

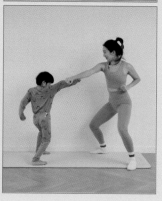

③ 내쉬면서 팔을 뻗을 때, "훅, 훅" 소리를 내면서 쭉 뻗는 방법도 있습니다.

13
아기 띠 상체 스트레칭

난이도 ★☆☆

아기 띠를 하는 시간은 엄마에게 신체 균형이 매우 무너져 있는 시기입니다. 이때가 정말 틈새운동의 적기라고 생각합니다. 아기의 무게가 엄마의 어깨, 허리에 반대되는 힘의 방향으로 끌어당기기 때문에 지탱하고자 하는 어깨, 허리 등 신체 구석구석은 스트레스를 받고 있습니다. 그러므로 아기 띠를 내려놓고 운동다운 운동을 하기 전에(물론 제대로 운동을 하시면 좋지만) 아기 띠를 하는 순간에도 틈틈이 움직여서 신체 균형을 개선하자는 개념으로 움직이시길 강력히 추천합니다.

📍 추천장소
실내외 아기 띠를 하고 있는 공간

🕐 추천시간대
아기 띠를 하고 있는 중에

⟳ 운동횟수
가능한 만큼 자주

📊 효능효과
① 굽은 어깨와 등을 열어줍니다.
② 몸과 마음을 환기시켜 줍니다.
③ 척추기립근을 세워줍니다.

⚠ 주의사항
① 두 팔을 뒤로 젖힐 때, 어깨를 한번 돌리고 팔을 뒤로 젖힙니다.
② 내쉬는 호흡에 움직입니다.

▶ 운동 순서

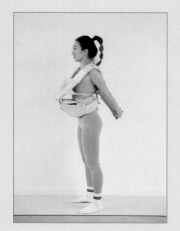

안정적으로 선 후 어깨를 한 번 돌립니다. 내쉬는 호흡에 두 팔을 뒤로 보내 깍지를 끼고 상체를 가능한 만큼 뒤로 젖힙니다.

14
아기 띠 하체 스트레칭

난이도 ★☆☆

아기 띠 하고 걸어다니는 것도 좋지만 아기가 아기 띠 안에서 잠들었을 때의 시간도 활용하면 좋습니다. 육아에 집중된 엄마의 하체에 순환이 필요하므로 이 동작은 틈틈이 해주시면 좋습니다. 아기 띠 안에 있는 아기를 안정적으로 감싸고 두 다리를 앞뒤로 벌려 스트레칭하는 순간 정말 시원하실 것입니다. 아기 띠 안에서 아이가 자는 시간도 엄마 몸을 위해 반드시 활용합시다.

📍 추천장소
실내외 아기 띠를 하고 있는 공간

🕐 추천시간대
아기 띠를 하고 있는 중에

↻ 운동횟수
가능한 만큼 자주

📊 효능효과
① 다리를 부드럽게 풀어줍니다.
② 하체를 강화시켜줍니다.
③ 혈액순환을 촉진시킵니다.

⚠️ 주의사항
① 앞무릎을 굽힐수록 강도가 세지니, 참고하셔서 강도 조절을 합니다.
② 뒷발의 뒤꿈치가 바닥에서 떨어지지 않도록 주의합니다.
③ 아기를 안고 있는 상체 특히, 어깨의 힘을 반드시 풀어줍니다.

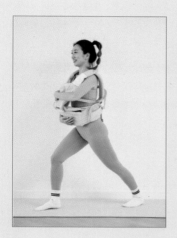

아기를 안정적으로 안고 두 다리를 앞뒤로 벌려서 내쉬는 호흡에 앞무릎을 굽힙니다. 뒷발꿈치는 바닥에서 떨어지지 않습니다.

15
아기 띠 하체 근력

난이도 ★☆☆

아기 띠 하고 충분히 가능한 근력 운동입니다. 한 다리로 버티는 과정에서 일하고 있는 복부와 허벅지의 힘은 우리에게 꼭 필요한 힘이므로 이 시간을 적극적으로 활용하시기 바랍니다. 하체 근력 운동을 한 후에 아기 띠 상하체 스트레칭(아기 띠 운동 3종 세트)을 틈틈이 하시면 정말 좋습니다.

📍 추천장소
실내외 아기 띠를 하고 있는 공간

🕐 추천시간대
아기 띠를 하고 있는 중에

↻ 운동횟수
(좌우 합쳐 1회) 총 3회×3세트 / 5~8초 머물기

⚠ 주의사항
① 하복부의 힘을 계속 유지합니다.
② 다리는 들 수 있는 만큼만 들도록 합니다.
③ 들고 있는 다리의 골반이 무너지지 않도록 양쪽 골반의 균형을 맞추어줍니다.

지금 당장 시작하는 틈새운동

▶ 운동 순서

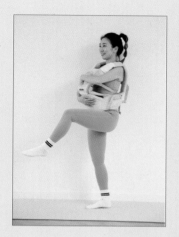

두 손으로 아기를 안정적으로 안고 내쉬는 호흡에 다리를 들어올려 유지합니다. 가능하다면 무릎을 굽혀보기도 합니다.

선순환 리스트 완결판

여기까지 여러분들 마음에 잘 흡수가 되었나요?

지금까지 선순환의 3가지 핵심, 마음과 식단 그리고 운동까지 총 102가지의 방법을 알려드렸습니다. 이외에 몇가지를 더 추가한 선순환 리스트 완결판을 소개합니다. 나의 스케줄과 컨디션, 환경과 성향에 따라 그때그때 조율해서 실천하시면 좋습니다. 매일 할 수 있는 것과 일주일에 한 번 또는 두세 번 할 수 있는 것을 나누어서 리스트에 작성합니다. 실천한 것들을 체크하고 실천하지 못한 것은 또다시 도전하거나 수정하며 몸과 마음이 선순환되도록 매일매일 노력합니다.

나와 우리 가정을 위해, 건강하고 행복한 엄마가 되기 위한 노력을 하고자 이 책을 읽으시는 여러분의 삶이 선순환되어 생기가 돋길 진심으로 응원합니다.

선순환 리스트 완결판

- **공복 물 한잔** : 아침에 일어나자마자 컵에 찬물 반, 뜨거운 물 반을 부어서 따뜻한 물을 마신다.

- **기지개** : 침대든 서서든 기지개를 켠다.

- **화장실 운동** : 첫 소변을 보며 운동을 한다.

- **식탁 운동** : 식탁, 의자, 책상 등 무엇이든 잡고 전신 후면을 스트레칭한다.

- **긍정확언** : 원하는 긍정확언을 쓰거나 외친다. 기도나 명상으로 대체할 수 있다. 나만의 방법으로 하루를 긍정적으로 활기차게 시작한다는 것이 본질이다.

- **채식 한 끼** : 하루 세 끼 중 한 끼는 채식으로 건강하게 먹는 습관을 들인다.

- **밀가루 줄이기** : 단번에 끊을 수는 없다. 어제보다 오늘 덜 먹는 연습을 매일 한다.

- **반신욕 또는 족욕** : 뜨끈한 물을 욕조에 받아 반신욕을 한다. 명치까지 담그면 된다. 주 2회 15~20분을 추천한다. 반신욕 대신 족욕도 좋다. 족욕은 주 3회 정도 복숭아뼈까지 담근다. 1회 시 10~15분을 추천한다.

- **6시 저녁** : 6시는 넘기지 않도록 시간 조율을 한다. 최대한 7시까지는 저녁을 먹는다.

- **야식 끊기** : 야식은 끊어 마땅하다. 야식이 습관이면 횟수를 줄이면서 노력한다.

- **30분 운동** : 매일 최소 30분 운동은 무조건 확보한다. 어려우면 15분, 10분도 좋다. 매일 한다는 것이 핵심 포인트다.

- **감사 노트** : 하루를 마무리하는 과정으로 감사노트 또는 일기를 쓰며 하루를 정리한다.

- **11시 전 취침** : 휴대전화를 멀리하고 늦어도 11시 전에 잠이 들도록 습관을 들인다.

체크 리스트

| 날짜 | 7월 5일 금 | 주요일정 | 점심 약속 |

리스트	월	화	수	목	금	토	일
아침 물 한잔	✓	✓					
기지개 켜기	✓	✓					
화장실 운동	✓	✓					
긍정확언	✓	✓					
채식 한 끼		✓					
운동 15분		✓					
감사노트	✓	✓					
10시 전 취침	✓	✓					

memo

@엄마운동 가비쌤

체크 리스트

| 날짜 | 주요일정 |

	리스트	월	화	수	목	금	토	일

memo

@엄마운동 가비쌤

지금 당장 시작하는 틈새운동

제1판 1쇄 2024년 7월 10일

지은이   조가비
펴낸이   한성주
펴낸곳   ㈜두드림미디어
책임편집   이향선
디자인   디자인 뜰채 apexmino@hanmail.net
스튜디오 촬영   리프레쉬샷 www.refreshotstudio.com

㈜두드림미디어
등   록   2015년 3월 25일(제2022-000009호)
주   소   서울시 강서구 공항대로 219, 620호, 621호
전   화   02)333-3577
팩   스   02)6455-3477
이메일   dodreamedia@naver.com(원고 투고 및 출판 관련 문의)
카   페   https://cafe.naver.com/dodreamedia

ISBN   979-11-93210-85-7 (13510)